HISTOLOGIA BÁSICA NO CONTEXTO DA ENGENHARIA DE TECIDOS

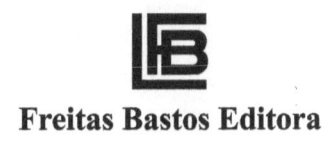

Freitas Bastos Editora

Direção Editorial: Isaac D. Abulafia
Gerência Editorial: Marisol Soto
Copidesque: Tatiana Paiva
Assistente Editorial: Larissa Guimarães
Revisão: Enrico Miranda
Diagramação e Capa: Orlane Rocha

**Dados Internacionais de Catalogação
na Publicação (CIP) de acordo com ISBD**

B222h	Baptista, Leandra
	Histologia Básica no Contexto da Engenharia de Tecidos / Leandra Baptista, Leonardo Boldrini, Ronaldo J. F. C. do Amaral. - Rio de Janeiro, RJ : Freitas Bastos, 2025.
	212 p. : 15,5cm x 23cm.
	ISBN: 978-65-5675-524-3
	1. Histologia. 2. Engenharia de Tecidos. I. Boldrini, Leonardo. II. Amaral, Ronaldo J. F. C. do. III. Título.
2025-1470	CDD 611 CDU 611.018

Elaborado por Vagner Rodolfo da Silva - CRB-8/9410

Índice para catálogo sistemático:
1. 1. Histologia 611
2. 2. Histologia 611.018

Freitas Bastos Editora
atendimento@freitasbastos.com
www.freitasbastos.com

Leandra Baptista
Leonardo Boldrini
Ronaldo J. F. C. do Amaral

HISTOLOGIA BÁSICA NO CONTEXTO DA ENGENHARIA DE TECIDOS

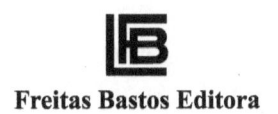

Freitas Bastos Editora

Autores

LEANDRA BAPTISTA

Graduada em Biomedicina e doutora em Ciências Morfológicas pela Universidade Federal do Rio de Janeiro (UFRJ). Professora associada da UFRJ, sendo a responsável pelas disciplinas de Histologia Básica, Células-Tronco e Engenharia de Tecidos. É docente permanente do programa de pós-graduação em Metrologia e em Biomedicina Translacional (Inmetro, UERJ-ZO e Unigranrio). Pesquisadora visitante na Universidade de Lyon, França (2017). Pós-doutorado em Microfluídica na empresa Eden Tech, Marie Skłodowska-Curie Fellowship, França (2021-2023). Jovem Cientista do Nosso Estado (FAPERJ, 2015 a 2022). Cientista do Nosso Estado (FAPERJ, desde 2024). Bolsista de produtividade (CNPq, desde 2020). Autora de livros, capítulos de livros e artigos científicos nacionais e internacionais. Fundadora científica da *startup* Gcell Cultivo 3D (2019).

LEONARDO BOLDRINI

Biomédico, mestre e doutor em Ciências Morfológicas, todos pela Universidade Federal do Rio de Janeiro (UFRJ). Foi tutor das disciplinas de Corpo Humano I e II pela Fundação CECIERJ, entre 2007 e 2015. Atuou, também, como docente de diversos cursos da área da saúde na Unigranrio, entre 2009 e 2016, sendo o responsável pelas disciplinas de Morfofisiologia I e II e Morfologia. De 2017 a 2018, atuou na Universidade Católica de Petrópolis (UCP), com as disciplinas de Anatomia, Histologia e Fisiologia Humanas. É pesquisador do Inmetro, além de docente permanente e coordenador adjunto do programa de pós-graduação em Biomedicina Translacional (Inmetro, UERJ-ZO e Unigranrio).

RONALDO J. F. C. DO AMARAL

Graduado em Ciências Biológicas (bacharelado e licenciatura) pelo Instituto de Biologia (IB) da Universidade Federal do Rio de Janeiro (UFRJ). Mestre e doutor pelo Programa de Ciências Morfológicas (PCM) do Instituto de Ciências Biomédicas (ICB) da UFRJ. Realizou estágio pós-doutoral no Royal College of Surgeons in Ireland (RCSI), de 2016 a 2021. Atualmente é professor adjunto no ICB, da UFRJ, vinculado ao Programa de Graduação em Histologia, onde também atua no Programa de Pesquisa em Bioengenharia e Terapias Celulares.

Sumário

CAPÍTULO 9

CAPÍTULO 10
ENGENHARIA TECIDUAL 181

10.1 Definição e aplicações 181
10.2 O estado da arte: células, biomateriais e fatores 184
10.3 Qual tipo celular usar? 186
10.4 Qual biomaterial usar? 188
10.5 Que fatores usar? 191

AGRADECIMENTOS 202

REFERÊNCIAS BIBLIOGRÁFICAS 203

CAPÍTULO 1

TÉCNICAS HISTOLÓGICAS

Leonardo Boldrini

A histologia é uma especialidade das ciências morfológicas que permite a compreensão da microanatomia dos tecidos e órgãos. Por meio dela, é possível descrever as estruturas das células e da matriz extracelular, correlacionando-as com suas respectivas funções. Para isso, utiliza-se principalmente a microscopia óptica, embora, em casos que exigem análises mais detalhadas, também sejam empregadas a microscopia eletrônica de varredura e a microscopia de força atômica, como ferramentas avançadas de visualização.

Análises histológicas são utilizadas em diagnóstico, investigações forenses, autópsia, e na educação. Além disso, a histologia é amplamente utilizada na medicina, especialmente no estudo de tecidos doentes para auxiliar o tratamento de enfermidades.

Das ferramentas supracitadas, a microscopia óptica é a mais utilizada rotineiramente. Biópsias são obtidas diariamente nos diversos hospitais do mundo e seguem para o laboratório de histotecnologia muito antes da lâmina ou das imagens dessas lâminas chegarem ao ambulatório clínico para a avaliação do especialista. É fundamental que as lâminas e imagens sejam a representação o mais próximo possível do material vivo. Para isto, uma série de técnicas precisam ser rigorosamente seguidas. Vamos detalhar agora, as principais técnicas histológicas envolvidas.

1.1 Preparação do tecido

Para a visualização da pequena dimensão das células e dos componentes de matriz extracelular dos tecidos, o uso do microscópio óptico se faz necessário. Todavia, a imagem se forma a partir de um feixe de luz que atravessa tais estruturas. Na maioria dos casos, órgãos e tecidos humanos são demasiadamente espessos para serem atravessados por esse feixe luminoso. Sendo assim, é necessário fatiar tais tecidos em secções na ordem de micrômetros e colocá-los em lâminas de vidro.

Descreveremos o passo a passo necessário para a obtenção dessas secções.

Em histologia, a **fixação** refere-se ao uso de produtos químicos para preservar a estrutura natural do tecido e evitar que a estrutura celular seja degradada. A formol (uma solução aquosa de formaldeído a 37%) na diluição de 10% em tampão fosfato salino é o fixador mais utilizado.

A fixação tem o objetivo de:

- Preservar os tecidos por meio de ligações cruzadas do fixador com os grupos amina (NH_2) das moléculas de proteínas (caso do formaldeído e glutaraldeído);

- Evitar a autólise das células, inativando as enzimas existentes nessas células;
- Endurecer os fragmentos;
- Interromper o metabolismo celular;
- Matar microrganismos que porventura estejam nos tecidos a serem analisados.

Para o melhor resultado possível, é recomendável que o tecido seja imerso na solução fixadora tão logo ele seja retirado do organismo. Deve-se tomar precaução com o tempo máximo de fixação, de modo ao tecido não ficar rígido em demasia e interfira negativamente com o processo de microtomia: tecidos muito duros costumam danificar a lâmina de corte e, por consequência, a qualidade da seção, que apresentará artefatos que não podem ser corrigidos e levariam a necessidade de obtenção de nova biópsia; para o formol a 10%, recomenda-se um período entre 24 e 48 horas de fixação antes de seguir para a próxima etapa, a **desidratação**.

O preparo de uma amostra para análise exige que ela seja infiltrada por um componente químico que seja rígido o suficiente para a obtenção e cortes histológicos. Parafina e Paraplast são os meios de inclusão mais utilizados. Entretanto eles não são miscíveis em água. Deste modo, mostra-se necessário o processo de **desidratação** das amostras.

Para isto, a amostra fixada é imersa em banhos crescentes de etanol. Rotineiramente tal processo inicia no etanol 70 % diluído em água até se chegar ao etanol 100 %, por volta de 30 minutos a cada solução. Daí a amostra segue para a diafanização.

Na **diafanização**, o etanol contido nas amostras é substituído por um solvente orgânico que é miscível tanto em etanol quanto no meio escolhido para inclusão. Quando o meio de inclusão é a parafina, normalmente se fazem dois banhos de xilol (ou toluol) por 30 minutos. Esse processo também pode ser denominado clarificação, porque os fragmentos de tecido quando embebidos nesses solventes tornam-se transparentes ou translúcidos.

O processo de impregnar os tecidos com parafina é chamado de **inclusão**. Após a diafanização, os fragmentos são incluídos em parafina derretida (56 a 60 °C). Deve-se incluir o tecido na orientação de corte desejada e levar a mistura amostra-parafina, já no molde apropriado, para temperatura ambiente, de modo a se aguardar a solidificação da parafina e a obtenção do bloco parafinado. Tal bloco deve seguir para a etapa de **microtomia**.

Os blocos de parafina são seccionados num equipamento denominado micrótomo. Nele eles são seccionados em cortes entre 1 e 10 micrômetros de espessura. Tais cortes são colocados para flutuar em água aquecida e coletados em lâminas de vidro, onde aderem para posterior coloração.

CORTES POR CONGELAMENTO

Muitas das vezes, no decorrer de alguma cirurgia, a equipe médica se depara com situações em que o diagnóstico a partir de uma análise histológica seja executada de maneira rápida. Como vimos anteriormente, o processamento histológico usual dura entre 2 e 3 dias. Nesses casos, pode-se aplicar o que chamamos de criomicrotomia ou cortes de congelamento.

A aplicação ocorre normalmente quando não se há diagnóstico pré--operatório ou em casos de remoção de tumores ou áreas necrosadas, para que o cirurgião tenha a certeza de que toda a massa patológica dentro dos limites do tecido sadio tenha sido removida e que a margem da ressecção cirúrgica esteja isenta de tecido anormal.

Para obtenção dos cortes congelados, pequenos fragmentos de tecido da área de interesse são imersos em um líquido muito frio, normalmente o isopentano (-50 °C). O congelamento instantâneo torna o tecido sólido e permite o corte num equipamento denominado criostato, que se trata de um equipamento refrigerado (-20 °C) que contém um micrótomo em seu interior. Cortes entre 5 e 10 mm são montados em lâminas de vidro e seguem para coloração.

Os processos acima descritos, desde a preparação do material e análise diagnóstica duram entre 10 e 20 minutos. Considerando que cortes de criotomia apresentam artefatos, tais como espaçamentos teciduais causados por cristais de gelo e menor definição dos limites intercelulares, recomenda-se que parte do material coletado siga para a histotecnologia convencional para confirmação do diagnóstico e melhor registro. Em contrapartida, cortes congelados preservam melhor lipídios (que são removidos quase que na totalidade no processo de diafanização) e algumas proteínas de interesse para diagnóstico imuno-histoquímico, que será discutido adiante.

1.2 Métodos e técnicas de coloração

Após os procedimentos de fixação e inclusão, os componentes que são preservados consistem em grandes moléculas: proteínas de citoesqueleto, nucleoproteínas, proteínas de matriz extracelular e carboidratos de membrana.

Em suma, todos esses representam componentes estruturais de células e tecidos, permitindo a descrição da morfologia tecidual.

Entre os corantes mais utilizados, destacamos a **hematoxilina** e a **eosina (HE)**.

Corantes básicos, como a hematoxilina, reagem componentes aniônicos de células e tecidos. Por sua vez, os corantes ácidos, como a eosina, reagem com componentes catiônicos.

A hematoxilina, reage, portanto, com (1) grupamentos fosfatos dos ácidos nucleicos, (2) os grupamentos sulfato das glicosaminoglicanas (GAGs) e (3) os grupamentos carboxila de proteínas.

A reação dos grupos aniônicos varia com o pH:

- **pH = 10:** os três grupos são ionizados e disponibilizados para a reação.
- **pH entre 5 e 7:** somente os grupos sulfato e fosfato são ionizados.
- **pH ≤ 4:** apenas os grupamentos sulfato são ionizados.

Nos cortes de rotina, observamos a hematoxilina reagindo com heterocromatina e nucléolos (localizados no núcleo) e carboidratos da matriz cartilaginosa, com coloração em roxo.

A eosina reage com grupamentos amino ionizados de proteínas, reagindo, portanto, com proteínas citoplasmáticas, organelas e fibras extracelulares, com coloração em rosa.

Além do HE, diferentes corantes podem ser empregados dependendo da investigação a que se propõe a análise histológica. No Quadro 1.1, demonstramos alguns exemplos.

1.3 Imuno-histoquímica e imunofluorescência

Além de corados, cortes histológicos podem ser investigados de forma mais específica com a utilização de anticorpos marcados para proteínas de interesse. Quando o anticorpo está conjugado a alguma enzima (por exemplo, a peroxidase), identificamos a marcação no corte histológico quando observamos a coloração de cor marrom relacionada ao substrato dessa enzima, denominado DAB (3,3'-diaminobenzidina). Recomenda-se contracorar com hematoxilina para contrastar e visualizar a marcação no contexto das células. A visualização se dá através de um microscópio óptico comum.

De forma similar, as proteínas de interesse podem estar conjugadas a um fluoróforo. Neste caso, a visualização deve ser efetuada num microscópio de fluorescência. A fluoresceína, o corante mais utilizados, absorve a luz ultravioleta e emite a luz verde. A rodamina, quando absorve o mesmo tipo de luz, emite a luz vermelha.

Quadro 1.1 — Tipos de corantes

Corante	Afinidade	Visualização
Orceína	Fibras elásticas	Fibras em marrom
Picrossírius	Fibras colágenas	Fibras em tonalidades de amarelo a laranja
Azul de alciano	Glicosaminoglicanos	Gags em azul
PAS (ácido periódico reativo de Schiff)	Carboidratos	Púrpura a magenta
Tricrômico de Masson	Colágeno, núcleos e fibras musculares	• Colágeno em azul ou verde • Núcleos em azul-negro • Fibras musculares em vermelho
Tricrômico de Gomori	Núcleos, queratina, fibras musculares, muco	• Núcleos em preto • Citoplasma, queratina e fibras musculares: vermelho • Colágeno e muco: verde ou azul
Oil Red O	Lipídios	Vermelho
Azul de toluidina	Grânulos de mastócitos e cartilagem	Estruturas em azul-violeta
Impregnação por sais de prata	Células do tecido nervoso	Neurônios e células da glia em preto

Fonte: elaborado pelo autor.

BOX 1.1 — O PREPARO HISTOLÓGICO APLICADO A ESFEROIDES CELULARES

Considerando o tamanho diminuto de esferoides celulares (entre 200 e 600μm), o processamento histológico desse material é bem mais curto do que a de biópsias teciduais. Abaixo, temos o exemplo de um protocolo aplicado a esferoides de células-tronco de tecido adiposo (Figura1.1).

Para as análises histológicas, os esferoides são coletados do interior de um hidrogel de agarose micromoldada e lavados 2 vezes com solução de PBS 0,01 M. Posteriormente, são fixados com paraformaldeído 4% por 1 hora em temperatura ambiente. Após esse período, os esferoides são lavados por 1 vez com PBS 0,01 M e 2 vezes com água destilada. Em seguida são realizados banhos de 20 minutos de etanol nas concentrações de 70% e 100% para desidratação. Posteriormente é realizado um banho de 10 minutos com 50% de álcool 100% e 50% de Xilol. Em seguida, são realizados os banhos em xilol 100 % durante 20 minutos cada e por último são realizados 3 banhos em parafina líquida por 15 minutos. Por fim, os esferoides são emblocados em parafina. Os blocos de parafina contendo os esferoides tumorais são cortados em micrótomo com cortes de 5 μm de espessura, coletados em lâminas de vidro tratadas com 56 poli-L-lisina 0,01% e disponibilizados para coloração.

Para efeitos de comparação, em biópsias cirúrgicas de rotina, a fixação dura 24 horas, os banhos em álcool 45 min, em xilol 30 minutos e em parafina 30 minutos.

Figura 1.1 - Corte histológico de esferoide de células-tronco de tecido adiposo corado por hematoxilina e eosina.

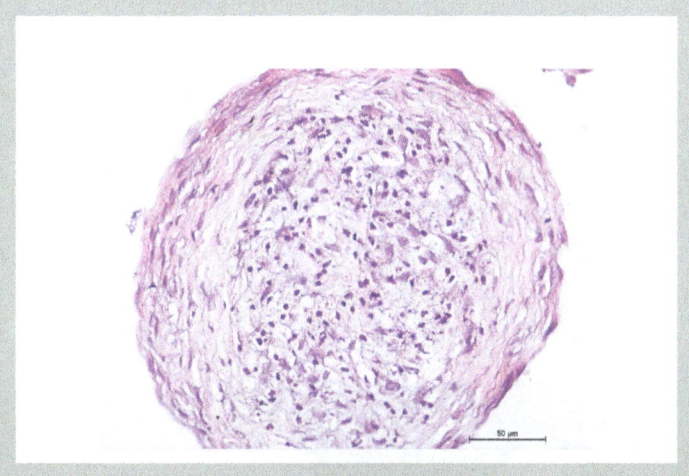

Fonte: Autores.

BOX 1.2 — COLORAÇÕES APLICADAS AO CONTEXTO DE MEDICINA REGENERATIVA

Para a avaliação da aplicação de biomateriais em bioengenharia tecidual, as técnicas histológicas são fundamentais para a avaliação da integração tecido – biomaterial implantado. Desta forma, alguns corantes são fundamentais dependendo do contexto que deve ser investigado.

A hematoxilina e eosina é a coloração sempre executada, cujo objetivo é avaliar a qualidade do corte histológico e o aspecto geral do tecido adjacente ao biomaterial. O azul de toluidina cora mastócitos, fornecendo informações quanto ao potencial pró-inflamatório de um composto. O picrossírius Red e o tricrômico de Masson (Figura 1.2) podem auxiliar na avaliação do material ser ou não indutor de fibrose. A orceína é fundamental quando se quer observar fibras elásticas. E, por último, o azul de alciano é aplicado nos casos em que é importante se avaliar glicosaminoglicanos e proteoglicanos, casos de biomateriais aplicados a cartilagem, por exemplo.

Figura 1.2 - Corte histológico após o implante de biomaterial corado por tricrômico de Masson. A cabeça de seta indica a região do biomaterial. A seta indica região de fibrose.

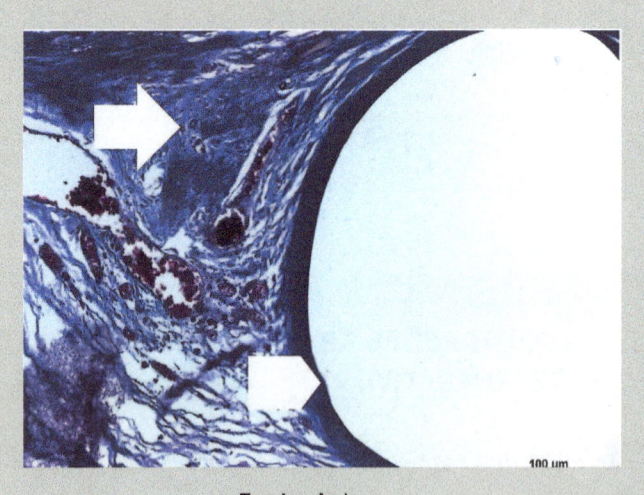

Fonte: Autores.

CAPÍTULO 2

TECIDO EPITELIAL

Ronaldo J. F. C. do Amaral

2.1 Características gerais dos epitélios

O tecido epitelial se divide em tecido epitelial de revestimento e tecido epitelial glandular. Além disso, há diversos subtipos de ambos tecidos epiteliais de revestimento e glandular. Entretanto, há algumas características típicas de todas as células epiteliais. As células epiteliais são poliédricas, justapostas, e intimamente unidas. Além disso, são células polarizadas, ou seja, apresentam um domínio apical e um domínio basolateral. A divisão entre o domínio ou polo apical e basolateral se dá fundamentalmente a partir de junções celulares específicas que mantém as células intimamente unidas. Particularmente, as junções de oclusão. Essas junções não permitem o trânsito de proteínas, fosfolipídios e outras moléculas de um polo da membrana celular para o outro. Uma zônula de oclusão, formado por uma série de junções de oclusão ao redor da célula, normalmente localizado ligeiramente acima do equador celular, divide o domínio apical e o domínio basolateral.

Com essas características, podemos perceber que a matriz extracelular no tecido epitelial é bastante escassa ou até mesmo inexistente. Dessa forma também não é possível observar vasos sanguíneos, vasos linfáticos, ou nervos no tecido epitelial. Em contrapartida, eles são observados no tecido conjuntivo adjacente ao tecido epitelial. É justamente a partir do tecido conjuntivo adjacente que se dá a nutrição do tecido epitelial. Na interface entre o tecido epitelial do tecido conjuntivo adjacente temos uma organização específica da matriz extracelular, a membrana basal, a qual é formada pela lâmina basal e pela lâmina reticular (Figura 2.1).

Figura 2.1 - Tecido epitelial de revestimento (seta escura) mostrando células epiteliais poliédricas, justapostas e intimamente unidas, com pouca ou nenhuma matriz extracelular, em contrapartida, o tecido conjuntivo adjacente (seta clara) apresentando matriz extracelular abundante.

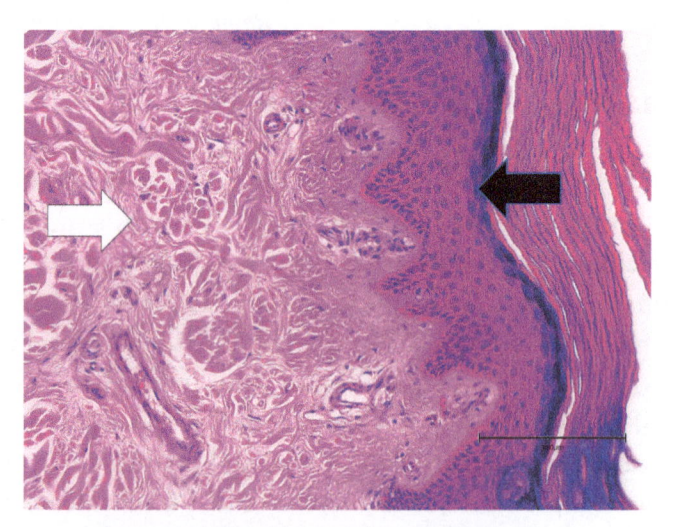

Fonte: Universidade Católica de Petrópolis –
Centro de Ciências da Saúde, 2024.

DOMÍNIO APICAL DE CÉLULAS EPITELIAIS

O domínio apical das células epiteliais é caracterizado por uma série de especializações de membrana, ou seja, conformações que a membrana celular adquire, as quais trazem capacidades e funções específicas às células. Por exemplo, temos as microvilosidades. Essas são pequenas projeções na membrana formadas a partir do citoesqueleto de queratina com a função de aumentar a superfície de contato, facilitando o papel de absorção que alguns epitélios exercem. Pode ser encontrado, por exemplo, no epitélio do intestino delgado, refletindo a função de absorção de nutrientes desse órgão. Comumente, com a observação à microscopia óptica, damos o nome da área onde as microvilosidades estão presentes de "borda em escova" (Figura 2.2).

Figura 2.2 - Histologia de vilosidades intestinais, destacando-se as microvilosidades ("borda em escova") na superfície das células epiteliais (seta), responsáveis pelo aumento da superfície de contato, facilitando assim, a absorção de nutrientes.

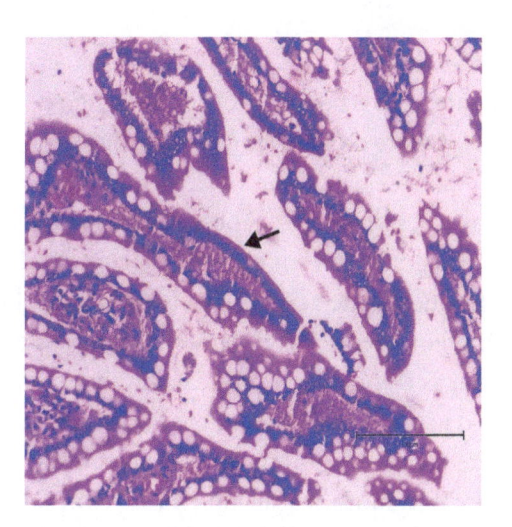

Fonte: Universidade Católica de Petrópolis – Centro de Ciências da Saúde, 2024.

Enquanto as microvilosidades são imóveis, os cílios são projeções de membrana móveis, capazes do típico batimento ciliar. Dessa forma, os cílios garantem ao epitélio a função de transporte de secreções. Por exemplo, é encontrado na traqueia, para o transporte do muco secretado. A capacidade de movimentação dos cílios se deve a sua conformação à base de citoesqueleto de microtúbulos com 9 pares periféricos e 1 par central. (Figura 2.3).

Figura 2.3 - Histologia da parede da traqueia, onde pode ser observado o epitélio pseudoestratificado cilíndrico ciliado com células caliciformes. A presença dos cílios está evidenciada pelas setas.

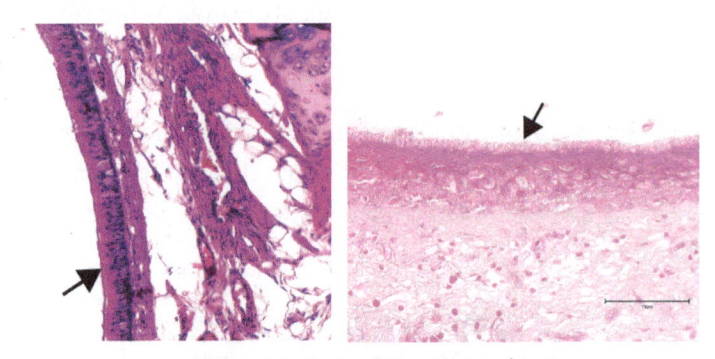

Fonte: Universidade Católica de Petrópolis –
Centro de Ciências da Saúde, 2024.

Por fim, temos os estereocílios. Apesar desse nome, eles se assemelham mais às microvilosidades em estrutura, pelo fato de serem formados por um citoesqueleto de actina. Dessa forma, também são projeções imóveis. Diferentemente das microvilosidades, os estereocílios são projeções mais longas e podem se ramificar. Também estão relacionados com o aumento da superfície de contato. Podem ser encontrados em um local bastante específico, o epitélio do epidídimo, onde exercem funções de absorção e modificação do fluido luminal, contribuindo para a maturação dos espermatozoides. (Figura 2.4).

Figura 2.4 - Histologia do epidídimo, onde se observa o epitélio pseudoestratificado cilíndrico estereociliado. Os estereocílios (seta) estão relacionados com o aumento da superfície de contato, facilitando a troca de moléculas, o que é fundamental para a maturação dos espermatozoides no epidídimo.

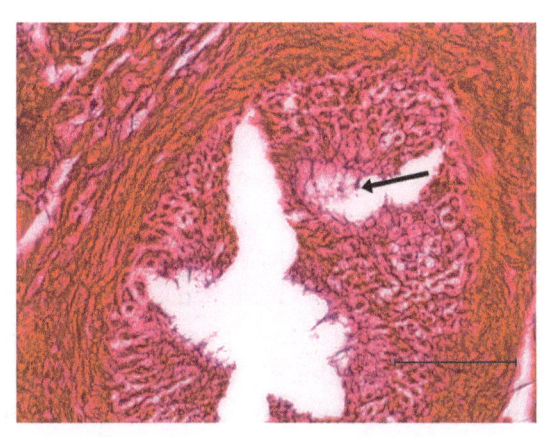

Fonte: Universidade Católica de Petrópolis – Centro de Ciências da Saúde, 2024.

DOMÍNIO BASOLATERAL DE CÉLULAS EPITELIAIS

Conforme mencionado acima, a divisão entre o domínio apical e o domínio basolateral se dá a partir de uma zônula de oclusão, restringindo o espaço entre células vizinhas. Essas junções são formadas por proteínas como a claudina e a ocludina. Logo abaixo da zônula de oclusão temos a zônula de adesão ou desmossoma em cinturão. São formadas por junções de adesão formando um cinturão ao redor da célula e estabelecendo uma forte adesão entre células vizinhas. Esse cinturão está associado a filamentos de actina e é formado por proteínas como as caderinas. Outras junções de adesão podem ser observadas em pontos específicos, não formando um cinturão. Por essa razão são chamadas de mácula de adesão ou desmossomos em mancha. Estruturalmente se assemelham aos desmossomas em cinturão, sendo formado por proteínas como as caderinas. Entretanto, são relacionadas ao citoesqueleto de queratina, que é um filamento intermediário, e não a filamentos de actina. Outra junção possível entre células epiteliais vizinhas são as junções comunicantes ou junções do tipo gap. Elas permitem um contato direto entre citoplasmas vizinhos, pois formam canais (conéxons) entre células vizinhas, por meio das proteínas conexinas, os quais permitem rápidas trocas de substâncias como íons e AMPc.

Se direcionando a porção basal das células, e estabelecendo uma forte adesão entre as células e a lâmina basal, temos os hemidesmossomos. Recebem esse nome justamente por serem "metade" de um desmossomo em mancha, associado ao citoesqueleto de queratina. A alta afinidade com componentes da lâmina basal se dá por meio de proteínas da família das integrinas. A lâmina basal apresenta diversos constituintes, se destacando a proteína laminina e o colágeno do tipo IV, que forma uma rede. Além da lâmina basal, temos também uma lâmina reticular formada por colágeno do tipo III. Fibrilas de ancoragem de colágeno do tipo VII conectam a lâmina basal à lâmina reticular. O conjunto lâmina basal + lâmina reticular forma a chamada membrana basal, a qual pode ser observada à microscopia óptica por meio de colorações como a PAS.

2.2 Tipos de epitélio de revestimento

O tecido epitelial de revestimento reveste a superfície externa e as cavidades do corpo. Por exemplo, a epiderme, parte do sistema tegumentar, reveste a superfície externa da pele, enquanto células endoteliais revestem a parede interna de vasos sanguíneos. Dessa forma, o tecido epitelial de revestimento pode ser encontrado em diversos sistemas, como os já mencionados sistema tegumentar e circulatório, assim como nos sistemas digestório, respiratório e urogenital. Em alguns casos o epitélio de revestimento pode ser impermeabilizado pela queratina, evitando perdas excessivas de água, como na epiderme. Podemos classificar o tecido epitelial de revestimento de diferentes maneiras, como pelo número de camadas celulares, a morfologia das células e suas especializações de membrana. Quanto ao número de camadas de células, um epitélio pode ser simples, estratificado ou pseudoestratificado. O epitélio simples apresenta apenas uma camada de células, todas aderidas à lâmina basal (Figura 2.2). O epitélio estratificado apresenta duas ou mais camadas de células, onde apenas a camada mais basal se encontra aderida à lâmina basal (Figura 2.1). O epitélio pseudoestratificado, como o nome diz (pseudo = falso), apresenta uma falsa estratificação (Figuras. 2.3 e 2.4). O posicionamento dos núcleos em alturas diferentes dá uma falsa impressão de estratificação, porém uma observação mais detalhada por meio de microscopia eletrônica, por exemplo, evidencia que todas as células se encontram aderidas à lâmina basal, embora apenas algumas células alcançam a superfície do tecido, o que demonstra a presença de uma única camada de células em alturas distintas. Quanto à morfologia das células, o epitélio pode ser pavimentoso, cúbico, cilíndrico ou de transição. No epitélio pavimentoso as células se encontram achatadas, com núcleo e citoplasma delgados, como nas células endoteliais, células mesoteliais, no epitélio alveolar pulmonar e nos queratinócitos das camadas mais externas da epiderme (Figura 2.5).

Figura 2.5 - Histologia do glomérulo renal, onde se observa o epitélio pavimentoso parietal (setas) do corpúsculo que envolve o glomérulo.

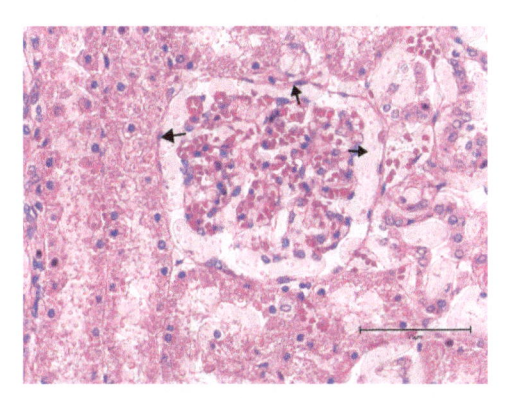

Fonte: Universidade Católica de Petrópolis –
Centro de Ciências da Saúde, 2024.

No epitélio cúbico, as células apresentam morfologia cuboidal (Figura 2.6), normalmente com núcleo esférico e central, como nos folículos tireoidianos e túbulos renais.

No epitélio cilíndrico as células apresentam uma morfologia alongada, com núcleo normalmente elíptico, como no caso do epitélio intestinal (Figura 2.2) e da traqueia (Figura 2.3). Vale destacar que quando o epitélio é estratificado ou pseudoestratificado, a classificação quanto a morfologia das células se dá em relação às células na camada mais superficial (Figura 2.5). Por fim, o epitélio de transição é considerado um tipo de epitélio pseudoestratificado presente na bexiga, sendo também conhecido como urotélio. Recebe o nome de transição pois a morfologia das células muda de acordo com a pressão mecânica sobre elas. Por exemplo, quando a bexiga está vazia, as forças tensionais causadas pela urina são menores, e assim o epitélio fica mais alto, com as células mais cilíndricas. Em contrapartida, quando a bexiga está cheia, a urina exerce uma grande pressão sobre o epitélio, diminuindo sua altura e as células adquirindo uma morfologia mais cuboidal.

Figura 2.6 - Epitélio com células cúbicas, caracterizadas pelo formato cuboidal, núcleo esférico e central (cabeças de setas). Túbulos renais.

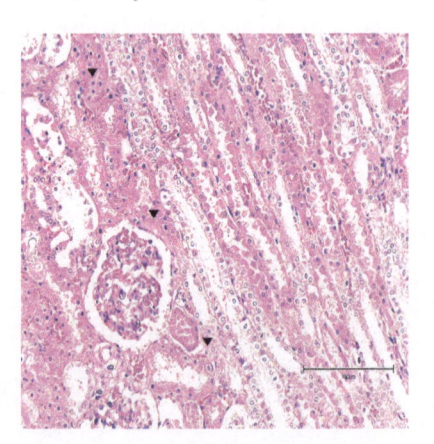

Fonte: Universidade Católica de Petrópolis –
Centro de Ciências da Saúde, 2024.

2.3 Epitélio glandular

O tecido epitelial glandular é formado por células especializadas na atividade de secreção, em que os produtos de secreção normalmente ficam armazenados em grânulos no interior das células. Essas secreções podem ser de diversas origens, como proteínas, lipídios e glicoproteínas. Há vários critérios para classificação do epitélio glandular, sendo uma das principais formas de acordo com a via de secreção. Nesse caso, temos as glândulas endócrinas ou exócrinas. Todo epitelial glandular surge a partir de um epitélio de revestimento de origem. Em um determinado momento do desenvolvimento, o epitélio de revestimento de origem começa um processo de proliferação e migração celular em direção ao interior do tecido conjuntivo adjacente. Com o tempo algumas células se diferenciam em células secretoras, enquanto outras células podem manter a conexão com o epitélio de revestimento de origem formando um ducto de secreção. Nesse caso, onde um ducto mantém a conexão entre as células secretoras e o epitélio de revestimento de origem, temos uma glândula exócrina. Ou seja, em glândulas exócrinas, o conteúdo de secreção é liberado para o meio externo através de um ducto secretor que conecta a porção secretora ao epitélio de revestimento de origem. Em outros casos, a conexão entre o epitélio de revestimento de origem e a porção secretora da glândula é perdida, o ducto não se mantém. Assim, teremos uma glândula endócrina. Enquanto a glândula exócrina libera seu produto de secreção para o meio externo, a glândula endócrina libera seu produto de secreção para o meio interno por meio de vasos sanguíneos, que levam o produto de secreção para diversos locais do organismo. Por isso, as glândulas endócrinas são secretoras de hormônios. As glândulas endócrinas podem ter uma conformação cordonal, em que as células formam cordões celulares, ou uma conformação folicular, estruturas circulares conhecidas como folículos. Um exemplo de uma glândula endócrina cordonal é a adeno-hipófise, produtora, por exemplo, do hormônio de crescimento. Um exemplo de uma glândula endócrina folicular é a tireoide, produtora dos hormônios T3 e T4, os quais influenciam o metabolismo celular. No caso de glândulas exócrinas, temos como exemplo a glândula sebácea da pele (glândula responsável pela produção de sebo) (Figura 2.7).

Figura 2.7 - Glândula sebácea (uma glândula exócrina) encontrada na pele, produtora de sebo por meio da secreção holócrina (seta).

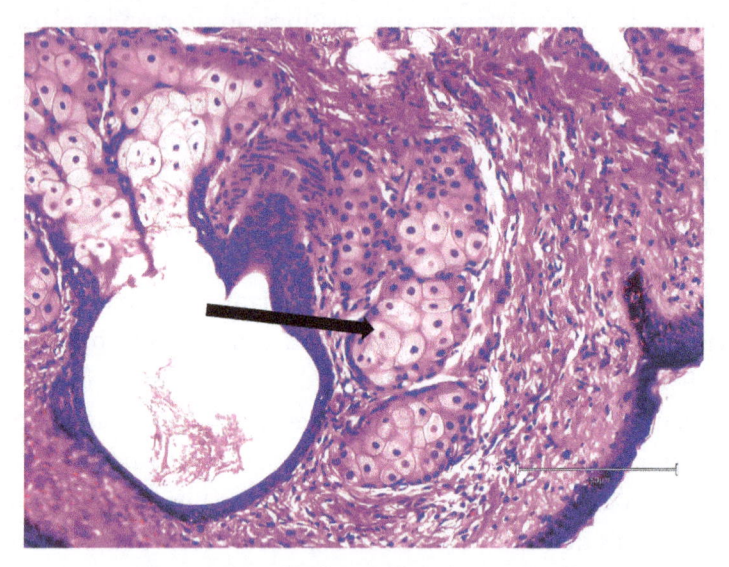

Fonte: Universidade Católica de Petrópolis – Centro de Ciências da Saúde, 2024.

Vale lembrar que glândulas do sistema digestório produtoras de enzimas de digestão também são consideradas glândulas exócrinas, visto que a luz do tubo digestório é considerada um meio externo. Outra forma de classificação do epitélio glandular é de acordo com o número de células. Nesse caso temos as glândulas unicelulares, compostas por uma única célula, ou glândulas multicelulares, compostas por duas ou mais células. Um exemplo clássico de glândula unicelular são as células caliciformes presentes, por exemplo, na árvore respiratória, sendo importantes para a secreção de muco. Já um exemplo de glândula multicelular é o pâncreas. Interessantemente o pâncreas tem um componente tanto exócrino, produtor de enzimas digestivas, quanto um componente endócrino, produtor, por exemplo, de insulina.

Uma terceira forma de se classificar o epitélio glandular é de acordo com o modo como o produto deixa a célula. Nesse caso temos a chamada secreção merócrina, a secreção apócrina, e a secreção holócrina. A secreção merócrina segue uma via clássica de secreção por exocitose, onde uma vesícula contendo um grânulo de secreção se aproxima da membrana plasmática, se fusiona a ela e o conteúdo de secreção é liberado para fora da célula. Exemplos de glândulas de secreção merócrina são o pâncreas e a glândula sudorípara. No caso da secreção apócrina, uma pequena porção de citoplasma e membrana celular é liberada com o conteúdo de secreção. É o caso de lipídios do leite secretados por células da glândula mamária. Nesse caso, não apenas o lipídio é liberado, mas o mesmo é secretado envolvido em uma pequena vesícula contendo membrana plasmática e uma pequena porção de citoplasma. Interessantemente, enquanto os lipídios do leite seguem a via apócrina, as proteínas do leite seguem a via merócrina. Por fim, na secreção holócrina não somente o produto de secreção é liberado, ou uma pequena porção do citoplasma, mas a célula como um todo se rompe, liberando o produto de secreção concomitante a grandes porções do seu citoplasma. É o caso de glândulas sebáceas na pele. (Figura 2.7).

A última forma de classificarmos o epitélio glandular é de acordo com a natureza do grânulo de secreção. Assim, temos as glândulas mucosas e as serosas. A secreção mucosa se caracteriza pela riqueza de um conteúdo glicoproteico, de forma que em colorações histológicas de rotina como a hematoxilina e a eosina, as porções secretoras mucosas aparecem pouco coradas. Já a secreção serosa se caracteriza por um conteúdo muito proteico. Dessa forma, porções secretoras serosas se apresentam bastante eosinofílicas. Ainda há o caso de porções secretoras mistas, em que há tanto a secreção mucosa quanto a secreção serosa. Nesse caso, muitas vezes a secreção serosa aparece como a chamada semilua serosa em colorações de rotina. Interessantemente temos três glândulas salivares, cada uma com um tipo de secreção. A glândula sublingual de secreção predominantemente mucosa, a glândula parótida de secreção predominantemente serosa, e a glândula submandibular de secreção mista, onde é comum observarmos uma porção secretora mucosa e a semilua serosa.

BOX 2.1 — CÉLULAS-TRONCO EPITELIAIS

Comparativamente a outros tecidos, o tecido epitelial é considerado bastante proliferativo, renovando-se constantemente. Dessa forma, células-tronco epiteliais são de grande importância na fisiologia de tecidos epiteliais e na manutenção dos mesmos devido a sua capacidade de formação de células epiteliais e de autorrenovação. Entre essas células, destacam-se as células-tronco unipotentes de queratinócitos, localizadas na camada basal da epiderme, que são responsáveis pelo crescimento contínuo da epiderme. Nesse caso, as células-tronco de queratinócitos continuamente proliferam e se diferenciam, acumulando queratina, e eventualmente morrendo nas camadas mais superficiais da epiderme.

Outro tipo de célula-tronco epitelial é encontrado nas glândulas intestinais, sendo responsável pela regeneração da mucosa intestinal após danos. Essas células-tronco têm alta atividade mitótica e são capazes de se diferenciar em diversas células do epitélio intestinal, como os enterócitos, células caliciformes, células enterro-endócrinas e células de Paneth.

As células-tronco do folículo piloso também são um tipo importante de célula-tronco epitelial, sendo responsáveis pela regeneração do folículo piloso após a fase de queda do pelo ou do cabelo. Essas células-tronco são identificadas pela expressão de proteínas específicas, como Lgr5 e Lgr6. Essas proteínas são marcadores importantes para a identificação de células-tronco em diversos tecidos epiteliais, indicando sua importância na manutenção e regeneração dos tecidos. No folículo capilar também estão presentes células-tronco de melanócitos, importantes na manutenção da cor do cabelo. Com o envelhecimento, essas células-tronco passam a não atuar conforme o esperado, e a capacidade de produção de melanina no folículo capilar é prejudicada, o que leva à geração de cabelos brancos e grisalhos. Estudos recentes têm buscado entender melhor as vias moleculares envolvidas no envelhecimento das células-tronco de melanócitos e como elas podem ser preservadas para evitar o surgimento de cabelos brancos precoces ou excessivos.

BOX 2.2 — ENGENHARIA DE TECIDOS PARA PELE

Enxertos autólogos, seja de espessura parcial ou total, ou seja, envolvendo apenas epiderme ou epiderme e derme, são bastante utilizados para tratamento de lesões cutâneas. Eles são obtidos a partir da pele do próprio paciente, geralmente de uma área não afetada pelo ferimento, como a coxa ou a nádega. Entretanto, há algumas limitações em seu uso. Uma delas é a quantidade limitada de pele doadora disponível para retirada, o que limita a extensão da área tratada. Além disso, o processo de retirada do enxerto autólogo pode ser doloroso, envolvendo grande morbidade ao paciente e requerendo um tempo prolongado para recuperação. Portanto, abordagens envolvendo a engenharia de tecidos vem se mostrando promissoras para a produção de pele artificial, visando a reparação e substituição de tecidos danificados ou perdidos.

Existem diversas estratégias utilizadas engenharia de tecidos para pele, incluindo a utilização de biomateriais à base de colágeno, fibrina, gelatina entre outros, os quais podem ser utilizados como curativos para tratar feridas. Em alguns casos, células, como queratinócitos e fibroblastos, podem ser cultivados sobre esses biomateriais antes do enxerto para estimular o processo regenerativo. Um exemplo é o Apligraf®, um produto composto por queratinócitos e fibroblastos humanos alogênicos cultivados em uma matriz de colágeno e quitosana, que é utilizado para o tratamento de úlceras venosas e diabéticas. Já o Epicel®, utilizado no tratamento de úlceras na pele, utiliza queratinócitos autólogos, ou seja, isolados do próprio paciente e cultivados em laboratório sobre um suporte de colágeno. Outro produto é o Integra®, um curativo composto por uma matriz de colágeno bovino e uma camada de silicone, que é utilizado para o tratamento de queimaduras e outras lesões cutâneas extensas sem a utilização de células cultivadas. Outra estratégia para produzir pele artificial é a acelularização, que consiste em remover as células de tecidos humanos ou animais, mantendo apenas a matriz extracelular do tecido. Esse processo diminui os riscos de rejeição imunológica. O Matriderm® é usado como um enxerto dérmico para tratar queimaduras, úlceras de pressão e outras lesões de pele, fabricado a partir da acelularização de pele de porco. Já o Alloderm® utiliza pele humana acelularizada.

Outra estratégia que vem atraindo atenção na grande mídia é a utilização de pele de tilápia acelularizada como curativo biológico para queimaduras cutâneas em testes pré-clínicos e clínicos. A pele de tilápia tem uma alta concentração de colágeno, além de ácidos graxos ômega-3 e ômega-6, apresentando propriedades anti-inflamatórias e antimicrobianas, auxiliando na cicatrização da lesão. Por fim, uma estratégia futura promissora para a produção de pele artificial é a bioimpressão 3D, que consiste em imprimir camadas de células em um suporte de biomateriais, utilizando uma impressora 3D. A bioimpressão 3D permite a produção de tecidos mais complexos, com maior precisão, o que pode ser utilizado para produzir pele artificial com características mais próximas às da pele humana natural.

BOX 2.3 — MODELOS DE PELE ARTIFICIAL E SEU USO NA INDÚSTRIA COSMÉTICA

Vários países têm adotado regulamentações que exigem a utilização de métodos alternativos ao uso de animais para testes cosméticos, incluindo o uso de modelos de pele artificial produzidas em laboratório, seguindo o conceito dos 3Rs: reduzir, substituir e refinar.

Esse conceito enfatiza a necessidade de minimizar o uso de animais em experimentos, substituindo-os sempre que possível por modelos alternativos, e refinando as técnicas de testes para reduzir o sofrimento animal.

No Brasil, a Lei nº 11.794/2008 (uma das leis de proteção animal) estabelece que o uso de animais em testes e pesquisas só é permitido quando não existirem métodos alternativos, e desde que o estudo seja aprovado pelo Conselho Nacional de Controle de Experimentação Animal (CONCEA) e siga as normas éticas estabelecidas pela Comissão de Ética no Uso de Animais (CEUA). No Brasil, a resolução nº 58, de 24 de fevereiro de 2023, do CONCEA proíbe o uso de animais vertebrados, exceto seres humanos, para testes de produtos de higiene pessoal, cosméticos e perfumes que utilizem em suas formulações ingredientes ou compostos com segurança e eficácia já comprovadas cientificamente, e ainda obriga o uso de métodos alternativos.

Entre os modelos mais utilizados, destacam-se os modelos 3D de pele humana reconstruída em laboratório, que consistem basicamente em culturas de queratinócitos (Figura 2.8) e em alguns casos, de fibroblastos organizados em camadas para reproduzir a estrutura da pele humana. Estes modelos permitem testes de citotoxicidade, permeabilidade cutânea, absorção de substâncias e resposta inflamatória da pele a diferentes estímulos, possibilitando a avaliação de riscos e benefícios de produtos antes de sua comercialização.

No entanto, vale destacar que os modelos de pele artificial ainda têm limitações em relação à complexidade da pele humana e à sua resposta a agentes externos. Por exemplo, a maior parte dos modelos usa apenas queratinócitos e fibroblastos. Novos modelos vêm sendo desenvolvidos incorporando outros tipos celulares, como células do sistema imune, melanócitos, células endoteliais e neurônios.

Figura 2.8 - Epiderme humana reconstituída.

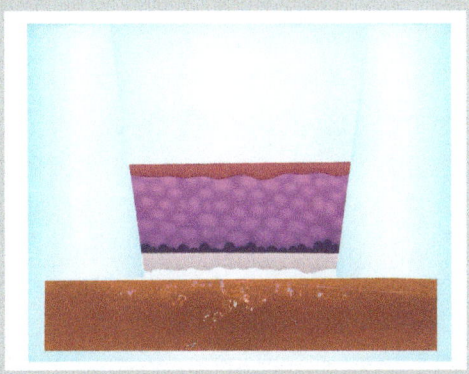

O esquema mostra como é o cultivo de uma epiderme humana reconstituída. Por meio do cultivo em laboratório de queratinócitos humanos, com meios de cultura especiais, é possível se obter um tecido semelhante a epiderme com suas estratificações características. Nota-se que, em fase final desse processo, essa epiderme é mantida na interface ar-líquido, com as camadas mais externas em contato com o ar, e sua base em contato com o meio de cultura.

Fonte: Ilustração de Lucas Carvalho Souto, 2024.

CAPÍTULO 3

TECIDO CONJUNTIVO PROPRIAMENTE DITO

Leandra Baptista

3.1 Função e classificação do tecido conjuntivo

O tecido conjuntivo é um tecido derivado do mesoderma estando presente em todos os nossos órgãos com a principal função de sustentação. As células tecido-residentes encontram-se embebidas em uma rede tridimensional de macromoléculas, a matriz extracelular. A composição molecular dessa matriz extracelular é variável de acordo com cada tipo de tecido conjuntivo, contudo sua constituição básica dispõe de uma porção de proteínas fibrosas, principalmente o colágeno, e o restante de proteínas não fibrosas, majoritariamente proteoglicanos e glicoproteínas adesivas.

A abundância da matriz extracelular nos tecidos do tipo conjuntivo proporciona a sua função de sustentação. Essa sustentação tem um componente estrutural, pois as células embebidas nessa rede tridimensional permanecem ancoradas às moléculas da matriz extracelular por meio das integrinas. Contudo, uma vez ancorada à matriz extracelular, a célula recebe sinais de estímulos para a proliferação ou diferenciação, e até mesmo de migração. Atualmente a matriz extracelular é considerada como uma reguladora de diversas funções celulares, por meio de estímulos moleculares e mecânicos. É um componente dinâmico dos tecidos respondendo a diferentes estímulos exógenos, sendo capaz de remodelação durante os processos de reparo tecidual.

Os arcabouços utilizados na engenharia de tecidos são constituídos por biomateriais com a intenção de mimetismo do suporte estrutural fornecido pela matriz extracelular. Atualmente estes arcabouços podem ser fabricados com funções de ancoramento ou de estímulo à diferenciação celular. Por exemplo, as integrinas presentes na membrana das células são capazes de reconhecer a sequência de aminoácidos RGD (Arg-Gly-Asp), presente em alguns componentes da matriz extracelular. Alguns arcabouços são considerados funcionalizados porque contém a sequência RGD para facilitar o ancoramento das células. Já outros arcabouços, especialmente os fabricados em escala nanométrica ou contendo nanopartículas, têm moléculas associadas à sua estrutura. Estas moléculas atuam como morfógenos sendo liberadas durante o período de diferenciação das células associadas a esse arcabouço.

A matriz extracelular também é capaz de regular os processos de diferenciação celular por meio de estímulos mecânicos exógenos ou ainda gerados a partir do remodelamento dessa matriz. As células são capazes de responder a esse tipo de estímulo devido a uma conexão direta de componentes da matriz extracelular com o núcleo da célula mediada por proteínas do citoesqueleto e moléculas acessórias. Esse tipo de sinalização é denominado de mecanotransdução, e pode ser definida como a tradução de forças mecânicas e deformações em sinais bioquímicos.

O conhecimento científico acerca dos processos de mecanotransdução é aplicado na engenharia de tecidos por meio da modulação da elasticidade dos arcabouços. Diferentes índices de elasticidade levam a diferentes conformações do citoesqueleto nas células culminando na ativação de diferentes vias de diferenciação. Por exemplo, no caso das células-tronco mesenquimais, arcabouços mais rígidos estimulam a osteogênese e os mais macios a adipogênese.

Os tecidos conjuntivos são classificados de acordo com a composição da matriz extracelular, sendo os três principais tipos: (1) tecido conjuntivo embrionário; (2) tecido conjuntivo propriamente dito; (3) tecido conjuntivo especializados. Os tecidos conjuntivos especializados serão abordados nos próximos capítulos. Estes tecidos apresentam outros tipos celulares, além dos fibroblastos, com alto grau de especialização, como, por exemplo, os condrócitos na cartilagem e os adipócitos no tecido adiposo.

3.2 Tecido conjuntivo embrionário

O tecido conjuntivo embrionário é encontrado exclusivamente no embrião, sendo também denominado mesênquima. Durante o período de desenvolvimento dos tecidos são formadas regiões de matriz temporária, de densidade frouxa, sendo, portanto, permissiva à migração das células.

O tecido conjuntivo embrionário se caracteriza por uma disposição escassa de fibras do tipo reticulares e uma abundância na porção de substância fundamental e por isso se apresenta fracamente corado com poucas células (Figura 3.1). As células de origem fibroblastoide se apresentam com morfologia fusiforme.

A geleia de Wharton encontrada no cordão umbilical é um exemplo de tecido conjuntivo embrionário. A sua substância fundamental é rica em ácido hialurônico, um tipo de glicosaminoglicano, conferindo um aspecto macroscópico viscoso ao cordão umbilical.

Figura 3.1 - Corte histológico do tecido conjuntivo embrionário, mostrando uma matriz extracelular com baixa densidade de fibras e um baixo número de células. A seta evidencia o núcleo das células fibroblastoides.

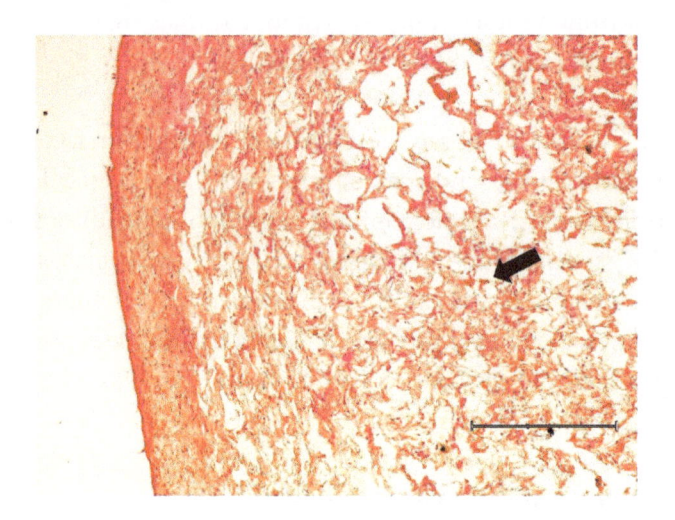

Fonte: Universidade Católica de Petrópolis –
Centro de Ciências da Saúde, 2024.

3.3 Tecido conjuntivo propriamente dito

O tecido conjuntivo propriamente dito está localizado subjacente ao tecido epitelial, exibindo características peculiares em cada órgão. O seu principal tipo celular é o fibroblasto, responsável pela produção da matriz extracelular. Sua classificação histológica é baseada na densidade e distribuição das fibras de colágeno. É classificado em: (1) Tecido conjuntivo frouxo; (2) Tecido conjuntivo denso irregular; (3) Tecido conjuntivo denso regular.

O tecido conjuntivo frouxo se caracteriza pela baixa densidade de fibras de colágeno, com maior quantidade de fibroblastos, macrófagos e células do sistema sanguíneo infiltrantes (p. ex. eosinófilos e linfócitos), quando comparado ao denso. Em cortes histológicos corados pela técnica de Hematoxilina & Eosina, é possível observar uma coloração em tom rosa na matriz extracelular, devido à afinidade da eosina pelas fibras de colágeno. O núcleo das células é corado pela hematoxilina, se apresentando em um tom de roxo. A primeira camada de tecido conjuntivo propriamente dito, é do tipo frouxo, estando associada aos epitélios que revestem as superfícies corporais e os órgãos internos (Figura 3.2).

Um exemplo de tecido conjuntivo frouxo é o tecido conjuntivo subjacente ao endotélio, epitélio dos vasos sanguíneos. Sua presença é frequente em vênulas e arteríolas, sendo possível identificar embebidas em sua matriz frouxa, células de origem mesenquimal com morfologia fibroblastoide. No sistema gastrointestinal, o tecido conjuntivo frouxo é denominado de lâmina própria, estando localizado na região da mucosa. Os vasos sanguíneos de pequeno calibre, os capilares, são frequentemente encontrados nessa região de conjuntivo frouxo.

O tecido conjuntivo denso tem uma maior densidade de fibras de colágeno e uma menor quantidade de células e com isso, o seu aspecto em cortes histológicos é de uma região fortemente corada. Esse tecido pode ser subclassificado em denso irregular ou regular, em relação à disposição das fibras de colágeno. No denso irregular as fibras de colágeno se apresentam de maneira desorganizada. Já no denso regular as fibras de colágeno se encontram sobrepostas umas às outras. A localização dos fibroblastos acompanha a disposição das fibras de colágeno, estando portando, alinhados no tecido conjuntivo denso regular.

O tecido conjuntivo denso irregular é frequentemente encontrado em camadas mais profundas do tecido conjuntivo propriamente dito, subjacente ao tecido conjuntivo frouxo. Por exemplo, em regiões de vasos sanguíneos de calibre médio, encontramos esse tipo de tecido conjuntivo. Nesse tecido conjuntivo propriamente dito, encontramos uma menor quantidade de células infiltrantes quando comparado ao tecido conjuntivo frouxo. No sistema gastrointestinal, as porções secretoras do epitélio glandular exócrino são frequentemente encontradas na camada mais profunda do tecido conjuntivo propriamente dito, após a camada muscular da região da mucosa, agora na região da submucosa. Na pele, o tecido conjuntivo denso irregular é encontrado na camada profunda da derme, também denominada de camada reticular (Figura 3.2). Em sua porção fibrosa da matriz extracelular encontramos além das fibras de colágeno, fibras elásticas. Para a observação das fibras elásticas em cortes histológicos, é necessário utilizar outros tipos de coloração, como, por exemplo, a coloração de Verhoeff.

Figura 3.2 - Corte histológico da pele mostrando a queratina (Q), epiderme (E, tecido epitelial) e a derme (TCF e TCD, tecido conjuntivo frouxo e denso, respectivamente).

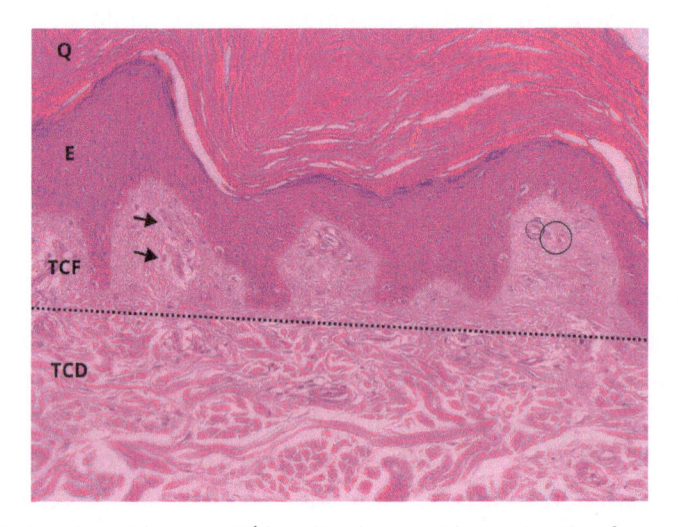

Logo abaixo da epiderme está localizado o tecido conjuntivo frouxo com a presença de células fibroblastoides e de células infiltrantes do sangue evidenciadas pelos núcleos corados em roxo (seta) e de capilares (circundados). Abaixo do tecido conjuntivo frouxo encontra-se o tecido conjuntivo denso irregular, separados na imagem pela linha tracejada.

Fonte: Universidade Católica de Petrópolis –
Centro de Ciências da Saúde, 2024.

O tecido conjuntivo denso regular é encontrado nos tendões. Os tendões são estruturas que unem os músculos esqueléticos aos ossos, sendo, portanto, de suma importância para o sistema locomotor. Devido à alta ordenação das fibras de colágeno encontrada somente nesse tipo de tecido conjuntivo, é possível observar nos cortes histológicos as células fibroblastoides acompanhando esse aspecto de ordenação paralela das fibras, conferindo um aspecto de "empilhamento" destas células. É importante destacar que a alta ordenação das fibras de colágeno confere uma alta resistência mecânica do tendão a forças de tração.

O tendão é um tecido alvo de inúmeras pesquisas na área da engenharia de tecidos, pois é de difícil regeneração. Uma vez lesionado, as células que compõem esse tecido, os fibroblastos e fibrócitos não são capazes de substituir os componentes de matriz extracelular perdidos durante o processo de lesão. O principal foco dessas pesquisas é a busca por um biomaterial que consiga simular as propriedades mecânicas de resistência e flexibilidade da matriz extracelular do tendão. Além disso, é interessante que esse biomaterial possa ser utilizado em protocolos de bioimpressão como veremos adiante.

3.4 Células do tecido conjuntivo

O principal tipo celular do tecido conjuntivo é o fibroblasto. O fibroblasto é o principal constituinte do tecido conjuntivo propriamente dito, mas também está presente nos tecidos conjuntivos especializados, sendo facilmente reconhecido em preparações histológicas pela sua morfologia fusiforme com núcleo centralizado. Sua principal função é a síntese da matriz extracelular tanto as fibras de colágeno quanto às demais proteínas.

Quando estão secretando ativamente moléculas de matriz extracelular, são denominados fibroblastos. Essas células são denominadas de fibrócitos quando se encontram em sua forma inativa. É possível observar diferenças morfológicas entre os dois estágios de ativação dos fibroblastos. Em preparações histológicas, o núcleo ovoide do fibroblasto é mais proeminente, devido a sua alta atividade de síntese de proteínas da matriz extracelular. Também conta com um maior número de prolongamentos citoplasmáticos em comparação aos fibrócitos. Em regiões teciduais de reparo e cicatrização é encontrado um outro estágio de ativação dos fibroblastos, denominado miofibroblasto. O miofibroblasto se caracteriza pela grande quantidade de filamentos de actina e miosina em seu citoesqueleto. Sua alta capacidade contrátil auxilia no processo de remodelamento da matriz extracelular que ocorre no estágio de reparo dos tecidos.

Devido ao seu papel na produção de fibras de colágeno, o fibroblasto presente na derme é uma célula alvo para intervenções terapêuticas principalmente relacionadas ao rejuvenescimento. Durante o processo de envelhecimento o número de fibroblastos diminui e a de fibrócitos aumenta. Logo, a maioria destas intervenções buscam estimular a síntese das fibras de colágeno, por meio de protocolos de ativação dos fibroblastos. Os tratamentos baseados a *laser* se enquadram nessa categoria de terapias.

Atualmente é possível identificar na derme pelo menos três diferentes subpopulações de fibroblastos exibindo diferentes características de comportamento *in vitro*, as quais podem ser extrapoladas para diferentes funções na derme. Por exemplo, a subpopulação de fibroblastos localizada na região de junção da derme com a hipoderme (também conhecida como tecido adiposo subcutâneo, como veremos adiante) apresenta potencial multipotente para a diferenciação nas três linhagens do mesoderma – adipogênica, condrogênica e osteogênica. Importante destacar que apesar da sua multipotencialidade, análises moleculares revelaram uma identidade molecular mais próxima a fibroblastos do que a células-tronco mesenquimais (Figura 3.3).

Já as duas subpopulações localizadas na derme intermediária (constituída por tecido conjuntivo denso não modelado, revelando uma maior presença de fibras reticulares) e na derme papilar superficial (constituída por tecido conjuntivo frouxo se localizando logo abaixo das papilas dérmicas) apresentam marcadores moleculares e de citoesqueleto relacionados diretamente a fisiologia da derme, como, por exemplo, a sua capacidade contrátil, importante para os eventos de remodelamento da matriz extracelular (Figura 3.3).

Figura 3.3 - Esquema evidenciando as diferentes subpopulações de fibroblastos.

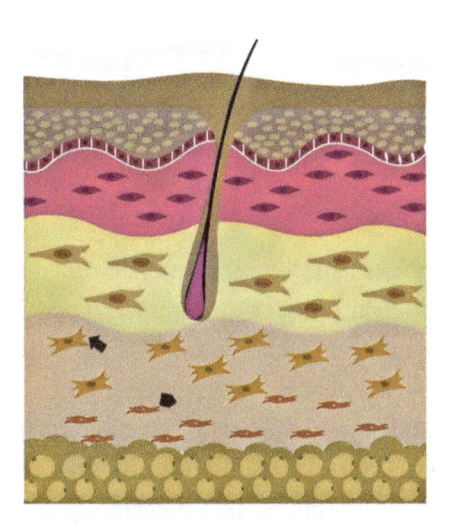

Os fibroblastos localizados na derme papilar superficial (tecido conjuntivo frouxo) e na derme intermediária (tecido conjuntivo denso não modelado) estão envolvidos diretamente na fisiologia da derme (seta). Já os fibroblastos localizados próximo a hipoderme apresentam potencial de diferenciação para as três linhagens mesodérmicas (cabeça de seta).

Fonte: Ilustração de Lucas Carvalho Souto, 2024.

As células de origem hematopoiética também estão presentes nos tecidos conjuntivos, sendo consideradas como células infiltrantes, pois alcançam os tecidos através dos vasos sanguíneos. As células sanguíneas são recrutadas para os tecidos conjuntivos por meio de gradiente de quimiocinas, presentes em grandes quantidades durante eventos de inflamação. Após o término da inflamação, essas células entram em apoptose. É o caso, por exemplo, dos neutrófilos e linfócitos.

O monócito também é recrutado para os tecidos conjuntivos; contudo, uma vez infiltrada, essa célula adquire características de macrófagos, fazendo agora parte do sistema fagocitário mononuclear de diversos tecidos, além do tecido conjuntivo. Em razão disto, podemos afirmar que o monócito é uma célula sanguínea circulante, ou seja, é encontrada somente na circulação sanguínea. As funções do macrófago incluem: (1) a fagocitose de substâncias estranhas e bactérias; (2) o processamento e apresentação de antígenos; (3) a secreção de citocinas e fatores quimiotáticos presentes em alta quantidade na inflamação dos tecidos.

Os macrófagos podem apresentar nomenclatura e funções relacionadas ao tipo de tecido infiltrado. Por exemplo, na pele os macrófagos são denominados célula de Langerhans, tendo a principal função de processar e apresentar antígenos. Em eventos de inflamação no tecido conjuntivo, os macrófagos frequentemente se fusionam entre si, resultando em uma única célula denominada agora de gigante multinucleada. Sua principal função é a segregação e digestão de corpos estranhos.

Atualmente é descrita em diversos tecidos a presença de macrófagos tecido residentes apresentando preferencialmente perfil de secreção de moléculas anti-inflamatórias. Artigos científicos recentes demonstram que os monócitos podem infiltrar alguns tipos de tecidos ainda no período embrionário, tornando esses macrófagos tecido residentes. Este é o caso microglia encontrada no tecido nervoso.

3.5 Matriz extracelular

A matriz extracelular do tecido conjuntivo tem dois componentes principais: (1) a parte fibrosa, constituída por fibras de colágeno, reticulares e elásticas; (2) a substância fundamental, constituída por proteoglicanos, glicosaminoglicanos e glicoproteínas.

Os colágenos do tipo I, II, III, V e XI são capazes de formar estruturas fibrilares na matriz extracelular, sendo o tipo I o mais abundante encontrado no organismo adulto. Além disso, o colágeno do tipo I é capaz de formar estrutura de fibra, sendo, portanto, o tipo de colágeno mais resistente à tensão. Esse colágeno é encontrado na pele, tendão, osso e dentina. Já o colágeno do tipo II tem propriedades de resistência à pressão, sendo característico da cartilagem e encontrado no corpo vítreo, substância gelatinosa e viscosa que preenche a cavidade posterior do olho. Os demais tipos de colágenos são encontrados em outros tecidos, estando frequentemente associados aos colágenos do tipo I e II. O colágeno do tipo III é comumente encontrado em órgãos expansíveis como músculos, vasos sanguíneos e tecido adiposo e em tecidos que apresentam alta taxa de migração celular, como, por exemplo, a medula óssea. A mobilidade destes tecidos é possível em parte devido às fibrilas finas, características do colágeno tipo III quando comparadas às fibrilas de colágeno tipo I e tipo II. As fibrilas de colágeno tipo II também são conhecidas como fibras reticulares. Importante destacar que um único tipo de tecido é constituído por vários tipos de colágeno.

Outros tipos de colágeno – tais como o tipo IX, XII e XIV – estão associados a fibrilas dos colágenos do tipo I e II, sendo o IX encontrado na cartilagem e corpo vítreo também ligado às moléculas de glicosaminoglicanos. O colágeno do tipo VII forma uma fibrila de ancoragem na interface epitélio-conjuntivo, ancorando a lâmina basal da epiderme ao tecido conjuntivo propriamente dito. Já o colágeno do tipo IV em todas as membranas basais do epitélio, formando uma rede tridimensional com as demais moléculas da membrana, conferindo suporte estrutural além de ter papel na filtração de moléculas.

Importante destacar que as colorações histológicas não são capazes de detectar diferentes tipos de colágeno. Alguns corantes têm maior afinidade pelas moléculas de colágeno; mas, para a detecção de diferentes tipos de colágeno, faz-se necessário o uso de anticorpos em reações de imunofluorescência ou imuno-histoquímica.

As fibras elásticas estão presentes no tecido conjuntivo de alguns órgãos, como, por exemplo, a pele, pulmões e bexiga e na cartilagem elástica e vasos de maior calibre, como artérias. Sua presença nos tecidos está relacionada às capacidades de flexibilidade e distensibilidade. Por exemplo, uma artéria é capaz de receber um grande volume de sangue sem causar deformação permanente devido a sua capacidade de distensão conferida pelas fibras elásticas.

Diferentemente das fibras de colágeno, as fibras elásticas não formam feixes, apresentando uma morfologia amorfa observada em microscopia eletrônica de transmissão, em comparação com a morfologia fibrilar das fibras de colágeno. São formadas pelas proteínas elastina e uma rede de miofibrilas de fibrilina, sendo mais finas que as fibras de colágeno. As moléculas de elastina são unidas por ligações covalentes com proteínas acessórias formando uma rede de ligações cruzadas. A formação dessa rede tridimensional permite o seu estiramento e relaxamento.

Nos vasos sanguíneos, as fibras elásticas são produzidas tanto pelos fibroblastos quanto pelas células musculares lisas. Na verdade, a produção de fibras de colágeno e elásticas pode ocorrer de maneira simultânea na mesma célula.

A substância fundamental é constituída por glicosaminoglicanos (GAG), proteoglicanas e glicoproteínas com alto teor de água. Tem um aspecto morfológico amorfo, preenchendo os espaços e estabelecendo ligação e ancoramento entre as células e as fibras dos tecidos. De maneira semelhante às fibras de colágeno, o perfil e concentração das moléculas da substância fundamental varia de acordo com o tipo de tecido.

As proteoglicanas são macromoléculas constituídas por uma proteína central circundada por moléculas de GAG que se ligam de forma covalente. Por exemplo, a agrecana, uma proteoglicana característica da cartilagem, está associada a GAGs do tipo hialurona e sulfato de condroitina. Sua principal função é a absorção de choques mecânicos. Já o heparansulfato está presente na lâmina basal, facilitando a interação do fator de crescimento de fibroblastos com o seu receptor nas células. As proteoglicanas da família das sindecanas dispõem normalmente de três cadeias de heparansulfato. O seu eixo proteico atravessa a membrana plasmática e se estendendo até o citoplasma da célula, onde estabelece ligações com as moléculas do citoesqueleto.

Uma das glicoproteínas mais presente na matriz extracelular de diversos tecidos é a fibronectina. A fibronectina tem domínios de ligação com as fibras de colágeno, células e heparan, auxiliando, portanto, nas funções celulares e na formação de uma rede tridimensional interconectada na matriz extracelular.

BOX 3.1 — FIBROBLASTOS E CÉLULAS iPSC

Os fibroblastos estão presentes de maneira abundante no tecido conjuntivo, o que inclui a derme. Na derme essas células são de fácil acesso, podendo ser isoladas a partir de uma pequena biópsia de pele. Uma vez em cultivo, os fibroblastos apresentam grande capacidade de proliferação, o que os torna uma fonte de células de fácil expansão em laboratório. Estas duas propriedades dos fibroblastos – fácil isolamento e expansão os torna atrativos para diversos protocolos de manipulação, incluindo as do tipo genéticas.

Em 2006 o pesquisador japonês Shinya Yamanaka introduziu quatro fatores de transcrição (Oct-3/4, Sox2, c-Myc e KLF4) em fibroblastos de camundongos o que levou a um processo de desdiferenciação nessas células, o que pode ser descrito como um caminho de "contramão" da diferenciação celular, isto é, em vez de as células amadurecerem elas se tornam mais indiferenciadas. Os quatro fatores de transcrição aqui mencionados são encontrados no embrião, na população de células da massa celular interna na fase de blastocisto. Essa população de células é responsável pela formação dos folhetos embrionários (endoderma, mesoderma e ectoderma) os quais dão origem a todos os tecidos e órgãos do organismo adulto. Logo, os fibroblastos murinos que receberam estes quatro genes se tornaram indiferenciados atingindo o estágio semelhante ao encontrado nas células da massa celular interna, tornando-se células-tronco pluripotentes, ou seja, capazes de geração de todos os tecidos do organismo adulto. Estas células são denominadas células-tronco de pluripotência induzida (iPSC, do inglês, *induced pluripotent stem cell*), e sua obtenção em laboratório representou um marco importante na pesquisa com células-tronco e engenharia de tecidos

Hoje os cientistas podem realizar estudos com uma fonte humana de células embrionárias sem a necessidade de manipulação de embriões, evitando complicações éticas. Importante ressaltar que, no organismo adulto só encontramos células-tronco multipotentes, as quais, apesar de também representarem uma população de células-tronco, têm potencial de diferenciação restrito ao seu folheto de origem embrionária. Por exemplo, as células-tronco mesenquimais são capazes de se diferenciar em células do osso, do tecido adiposo, de cartilagem e em alguns tipos de células presentes no tecido conjuntivo, devido a sua origem no mesoderma. Apenas um ano depois o experimento foi reproduzido em fibroblastos de origem humana, os quais hoje são amplamente utilizados para a geração de diferentes tipos de tecidos e de modelos para a compreensão de doenças em laboratório, como veremos a seguir.

BOX 3.2 — ENGENHARIA DE TECIDOS: ESFEROIDES E ORGANOIDES

A engenharia de tecidos será definida no Capítulo 10 e pode ser descrita brevemente como a geração de tecidos em laboratório utilizando ferramentas da biotecnologia, como, por exemplo, células e materiais.

Os esferoides e organoides são por definição estruturas tridimensionais formadas por células que sintetizam a sua própria matriz extracelular. No caso dos organoides, a presença de uma matriz extracelular exógena é necessária em todo o processo ou ainda em algum estágio de maturação. Os esferoides e organoides foram recentemente incorporados a engenharia de tecidos como tecnologias livres de suporte (do inglês, *scaffold-free*) e podem ser utilizados como modelos de doenças, seja para a descoberta de novos biomarcadores ou testes de medicamentos. Essas tecnologias livres de suporte também têm sido testadas em modelos animais como substitutos de tecidos e órgãos para transplantes médicos. O seu uso em medicina é possível pois podem ser utilizadas células do próprio paciente (terapia autóloga) configurando o campo da medicina personalizada.

Existem algumas diferenças entre os esferoides e organoides, principalmente relacionadas ao grau de mimetismo de organização estrutural com o tecido e/ou órgão de origem. Os esferoides são estruturas esferoidais que podem ser originadas tanto de células maduras ou diferenciadas quanto de células-tronco. Têm limitação relacionada ao grau de mimetismo estrutural com o tecido de origem, mas são capazes de recapitular eventos de diferenciação (quando originados de células-tronco), assim como funções fisiológicas. Os organoides devem obrigatoriamente ser originados de uma população de células-tronco. Por exemplo, o primeiro organoide a ser descrito na literatura científica foi o intestinal, oriundo de uma população de células-tronco adultas presente no epitélio intestinal. Para os demais órgãos incluindo cérebro, fígado, pulmão e rim os organoides são derivados das iPSC (Box 3.1). Devido ao caráter pluripotente dessas iPSC, os seus respectivos organoides demonstram uma diversidade de populações e tipos de células o que em parte contribui para o seu alto grau de mimetismo com o tecido e/ou órgão de origem.

CAPÍTULO 4

CARTILAGEM

Ronaldo J. F. C. do Amaral

4.1 Características gerais do tecido cartilaginoso

A cartilagem é um tipo de tecido conjuntivo especializado. Assim como outros tecidos conjuntivos, tem uma matriz extracelular abundante, produzida pelo único tipo celular presente no tecido cartilaginoso, os condrócitos. Entretanto, diferentemente de outros tecidos conjuntivos, a cartilagem não dispõe de vasos sanguíneos, vasos linfáticos, e não é enervada. Apesar dessa aparente simplicidade, a cartilagem tem propriedades estruturais e mecânicas únicas, o que lhe confere um equilíbrio entre robustez e flexibilidade. Comparativamente, a cartilagem não é nem tão rígida quanto o tecido ósseo, nem tão maleável quanto o tecido conjuntivo propriamente dito. Tais características estruturais e mecânicas únicas se dão graças a uma elaborada organização bioquímica entre as células e os elementos da matriz extracelular. Dependendo de algumas particularidades da matriz extracelular, a cartilagem pode ser dividida em três tipos: hialina, elástica e fibrocartilagem. A cartilagem articular é considerada uma variação específica da hialina.

4.2 A matriz extracelular cartilaginosa

É a matriz extracelular que confere à cartilagem suas propriedades estruturais e mecânicas únicas. Para descrever a matriz extracelular cartilaginosa, usaremos como base a cartilagem hialina, visto ser o principal tipo de cartilagem (Figura 4.1).

Figura 4.1 - Histologia da cartilagem hialina.

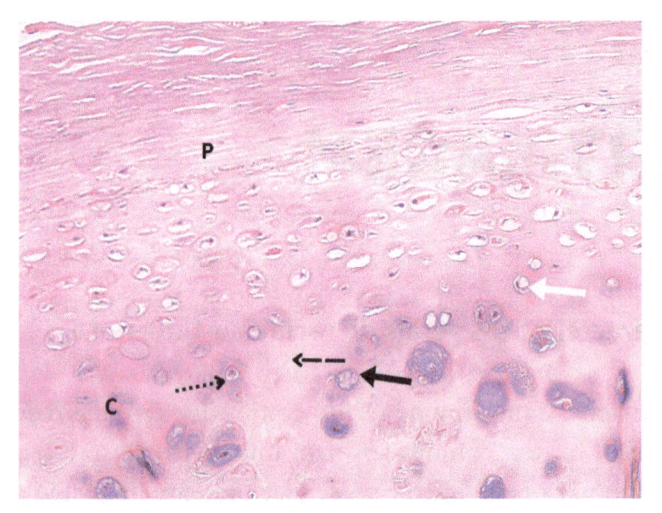

O pericôndrio **(P)** é o tecido que reveste a cartilagem **(C)**. A matriz pode ser dividida em matriz territorial (seta pontilhada), matriz interterritorial (seta tracejada) e matriz capsular (seta contínua). Os condrócitos encontram-se presos às lacunas (seta branca).

Fonte: Universidade Católica de Petrópolis –
Centro de Ciências da Saúde, 2024.

A matriz cartilaginosa é composta basicamente por colágeno tipo II e uma substância fundamental rica em agregados de proteoglicanos. A agregacana é o principal proteoglicano presente na matriz cartilaginosa. Os glicosaminoglicanos (GAGs) de sua estrutura incluem sulfato de condroitina (CS) e sulfato de queratan (KS), os quais são negativamente carregados e geram uma força osmótica responsável pelo grande aporte de água ao tecido. Os agregados de proteoglicanos são formados pela ligação de moléculas de agrecana à molécula de ácido hialurônico, conferindo, assim, aos agregados de proteoglicanos uma capacidade de atração de água ainda maior comparado aos proteoglicanos individualizados. Vale lembrar que o ácido hialurônico por si só um glicosaminoglicano, embora não seja da classe de GAGs sulfatados. A grande presença de água no tecido cartilaginoso contribui para suas características mecânicas únicas, como a capacidade de resistência a compressão.

Outros proteoglicanos podem ser encontrados no tecido cartilaginoso, como sindecana e glipicana, associados à superfície dos condrócitos; biglicana e perlecana, sem localização ainda bem definida; decorina e fibromodulina, com associação às fibras colágenas. A rede fibrilar de colágeno é composta pela associação de copolímeros de colágeno tipo II, IX e XI, sendo o tipo II o mais predominante. Colágenos tipo III, VI, XII e XIV também podem ser encontrados na matriz. Particularmente, o colágeno tipo VI é encontrado ao redor de cada condrócito, sendo então caracterizado como um colágeno pericelular. A matriz extracelular está dividida em matriz capsular, territorial e interterritorial. A matriz capsular se encontra ao redor de cada condrócito e, portanto, tem como principal característica a presença do colágeno VI pericelular. Além disso é a mais basofílica, devido à maior concentração de proteoglicanos. A matriz territorial circunda um ou mais condrócitos que formam os grupos isogênicos, apresentando uma basofilia intermediária entre a matriz capsular e a interterritorial. Os grupos isogênicos são formados por condrócitos de uma mesma origem (isogênico = mesma origem), ou seja, quando um condrócito sofre mitose gerando células-filhas que ficam próximas umas às outras, compartilhando a matriz territorial. Entre esses grupos isogênicos temos a matriz interterritorial, menos basofílica devido à menor concentração de proteoglicanos e maior de colágeno. Vale ainda destacar que nas preparações histológicas de rotina observamos um espaço em branco no qual os condrócitos estão presentes. Essa é a lacuna, a qual se caracteriza como um artefato da preparação histológica; ou seja, trata-se de uma retração artificial dos condrócitos. *In vivo* e em materiais mais bem preservados, os condrócitos ocupam toda a lacuna, podendo ser observado um núcleo excêntrico, um citoplasma basofílico devido à riqueza de retículo endoplasmático rugoso, assim como uma área perinuclear clara onde se encontra o complexo de Golgi e, ocasionalmente, gotículas lipídicas citoplasmáticas.

Em se tratando mais especificamente da cartilagem articular (Figura 4.2), sua matriz colágena se sobressai (50-80% do peso seco), em especial o colágeno tipo II (90% da rede de colágeno), com os condrócitos se encontrando em menor quantidade.

Figura 4.2 - Histologia de uma cartilagem articular.

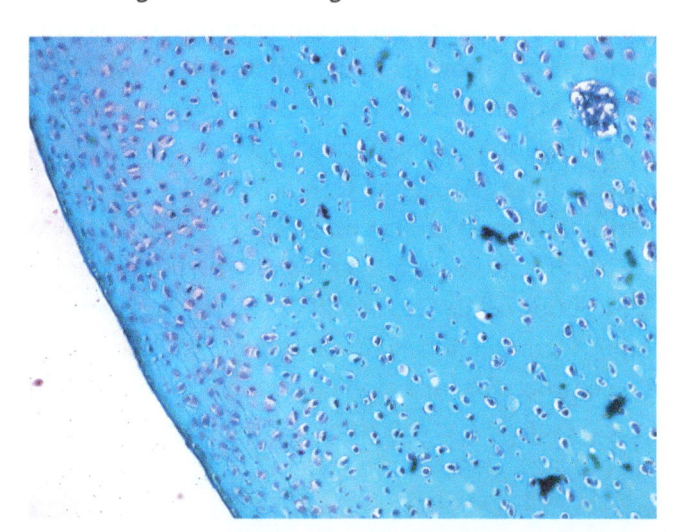

Nota-se a abundância de matriz extracelular, assim como a ausência de pericôndrio.

Fonte: Universidade Católica de Petrópolis – Centro de Ciências da Saúde, 2024.

4.3 Crescimento da cartilagem

A cartilagem madura provém da condrogênese de células da linhagem mesenquimal durante diferentes etapas do desenvolvimento embrionário. Essas células podem ser de três diferentes origens: crista neural, que formará as cartilagens e, eventualmente, os ossos craniofaciais; esclerótomo do mesoderma paraxial, que formará o esqueleto axial; e somatopleura do mesoderma da placa lateral, que formará o esqueleto de ossos longos. O processo se inicia com o comprometimento das células mesenquimais com a diferenciação condrogênica por meio de um evento conhecido como condensação mesenquimal. Ocorre agregação celular mediada por fatores parácrinos, como o fator de crescimento fibroblástico (FGF) e membros da família Hedgehog, induzindo a expressão de moléculas de adesão celular, como N-caderina, molécula de adesão celular neural (N-CAM), e de matriz extracelular, como colágeno tipo I, proteoglicanos e fibronectina. Subsequentemente, mediado por membros das famílias FGF, fator de crescimento transformador beta (TGF-β), proteína morfogenética óssea (BMP) e Wnt, as células passam a expressar SOX9, responsável pela expressão de genes--chave na condrogênese, como SOX5, SOX6 e COL2A1. Moléculas de matriz extracelular cartilaginosa, como colágeno tipo II e agrecana, só são sintetizadas após expressão do trio SOX9, SOX5 e SOX6. Após essa síntese, condrócitos podem eventualmente sofrer hipertrofia, com aumento do volume celular em até 20 vezes, sintetizar principalmente colágeno tipo X e mineralizar a matriz com sais de cálcio dando prosseguimento ao processo conhecido como ossificação endocondral nos casos em que o esqueleto cartilaginoso será substituído pelo esqueleto ósseo.

Além desse processo, a condrogênese também pode ocorrer no indivíduo adulto pela divisão de condrócitos maduros (crescimento intersticial), gerando os grupos isogênicos, e pela diferenciação de células progenitoras do pericôndrio (crescimento aposicional). Como o nome diz, o crescimento intersticial se dá no próprio tecido cartilaginoso por meio da proliferação de condrócitos já residentes. Quando eles proliferam, inicialmente as células-filhas compartilham a mesma matriz territorial, formando os grupos isogênicos, ou seja, grupos de mesma origem. Com o tempo e com a contínua produção de matriz extracelular, ocasionalmente as células-filhas se afastam uma das outras cada uma adquirindo sua própria matriz territorial e desfazendo-se o grupo isogênico.

O crescimento aposicional, como o nome diz, se dá de fora da cartilagem, em uma posição acima da mesma. Neste caso, a partir do pericôndrio. Com exceção da fibrocartilagem e da cartilagem articular, o pericôndrio, uma delgada camada de tecido conjuntivo, envolve as cartilagens em mamíferos. Diferentemente do tecido cartilaginoso, o pericôndrio corresponde a um tecido conjuntivo propriamente dito, sendo rico em colágeno tipo I e tendo duas zonas: a camada externa, mais fibrosa e vascularizada; e a camada interna, bastante celularizada, de fusão com a matriz extracelular da cartilagem subjacente, e pouco distinguível da mesma. Também conhecida como camada de câmbio ou camada condrogênica, a camada interna é a mais ativa e proliferativa do pericôndrio, sendo fonte de nova cartilagem, onde células condroprogenitoras residem. Em uma cascata de diferenciação celular, as células condroprogenitoras, já comprometidas com a linhagem condrogênica, expressam SOX9. Elas então se diferenciam em condroblastos, os quais expressam o trio SOX5, SOX6 e SOX9 e começam a sintetizar a matriz cartilaginosa rica em proteoglicanos e colágeno tipo II. Por fim, conforme a matriz extracelular é sintetizada, e as células passam a se encontrar presas nas mesmas e em suas lacunas, temos a diferenciação dos condroblastos em condrócitos.

Vale destacar que precursores de condrócitos também foram descritos na região de câmbio do periósteo, um tecido conjuntivo análogo ao pericôndrio, que recobre as superfícies ósseas. Além desses, foi proposto que células da superfície da cartilagem articular contribuem para o crescimento de forma aposicional do tecido, desde a formação do segundo centro de ossificação endocondral até a maturação esquelética. De fato, células progenitoras com características mesenquimais foram localizadas na cartilagem articular saudável, associadas a sua camada superficial. Apesar da formação de novo tecido cartilaginoso no organismo adulto por crescimento intersticial ou aposicional, e presença de células com características progenitoras, lesões nesse tecido são geralmente críticas e de difícil reparo.

4.4 Os tipos de cartilagem

A cartilagem hialina é a mais encontrada nos humanos. Ela é composta basicamente por colágeno tipo II e uma substância fundamental rica em agregados de proteoglicanos. A cartilagem hialina é responsável por formar grande parte do esqueleto embrionário, sendo base para formação óssea por meio do processo de ossificação endocondral. No adulto, podemos encontrá-la nas vias respiratórias (nariz, laringe, traqueia e brônquios), nas cartilagens costais e na cartilagem articular. Podemos utilizar a traqueia para exemplificar as propriedades mecânicas únicas da cartilagem. A traqueia dispõe de diversos anéis de cartilagem sobrepostos uns sobre os outros. Pelo fato de os anéis serem de cartilagem, a traqueia consegue ter uma estruturação firme e estável, porém ao mesmo tempo flexível, permitindo movimentos, contrações e dilatações. Outro tipo de tecido conjuntivo não traria a estruturação necessária, enquanto um tecido ósseo, mais rígido, dificultaria os eventos de contração e dilatação dela.

A cartilagem articular recobre a superfície articular de ossos longos e tem como função diminuir o atrito nas articulações e resistir às tensões e deformações. Ela é considerada uma variação da cartilagem hialina, pois apresenta os mesmos componentes em sua matriz extracelular, porém apresenta uma organização tridimensional específica, sendo dividida em 3 regiões, de acordo com a organização e orientação das células e da rede de colágeno. A camada superficial, em contato direto com o líquido sinovial, é formada por condrócitos achatados, alongados e orientados paralelamente a superfície articular, assim como as fibrilas de colágeno, e é rica em lubricina, a qual contribui para uma boa lubrificação da articulação. Na camada média, ou de transição, os condrócitos se tornam mais arredondados, e as fibrilas colágenas apresentam uma orientação mais oblíqua. A camada média compreende 40 a 60% do tecido. Na camada profunda, ou radial, que corresponde a 30-40% da cartilagem articular, os condrócitos encontram-se esparsamente distribuídos, e a rede colágena está organizada verticalmente à superfície articular. Logo abaixo e próximo ao osso subcondral, a cartilagem encontra-se calcificada, podendo ser encontrado o colágeno do tipo X, um marcador de condrócitos hipertróficos. O limite de mineralização entre a cartilagem calcificada e a zona profunda da cartilagem articular é delimitado por uma linha ondulada denominada *tidemark*. Fibrilas verticais de colágeno tipo II transpassam a *tidemark*, conectando e promovendo uma forte integração entre a cartilagem articular e a cartilagem calcificada. Em processos de lesão da cartilagem articular, como a osteoartrose, é comum ocorrer um espessamento da cartilagem calcificada e duplicação da *tidemark*. Por fim, a cartilagem calcificada e o osso subcondral encontram-se altamente fusionados. Em alguns casos uma linha irregular e não tão bem definida quanto a *tidemark*, conhecida como cemento, pode se mostrar presente entre a cartilagem calcificada e o osso subcondral. Já em alguns pontos, a cartilagem calcificada pode se encontrar em contato direto com canais vasculares do osso subcondral.

A cartilagem elástica tem a particularidade da presença de fibras elásticas, sendo encontrada na orelha externa, epiglote e tuba auditiva (Figura 4.3).

Figura 4.3 - Histologia de uma cartilagem elástica.

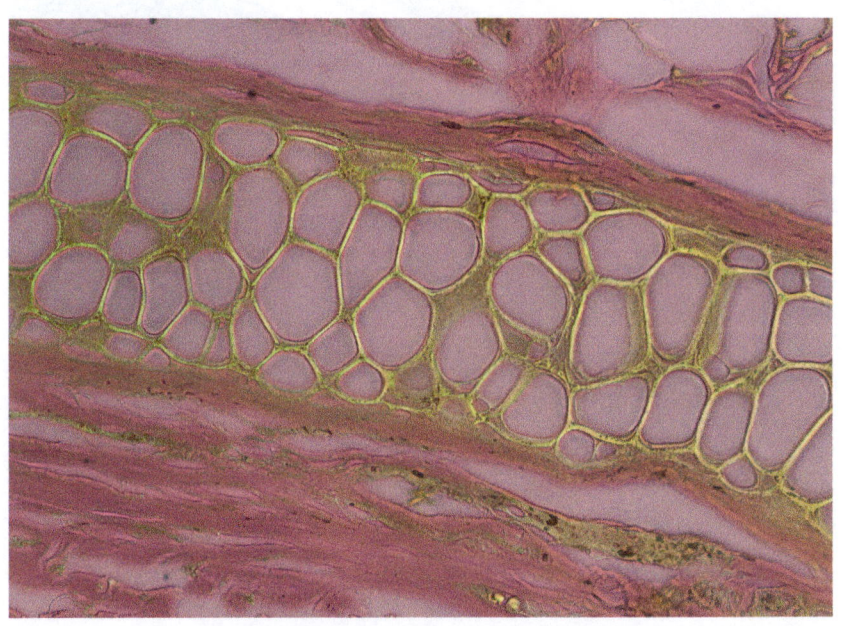

Fonte: Universidade Católica de Petrópolis – Centro de Ciências da Saúde, 2024.

A fibrocartilagem tem a predominância de colágeno tipo I em detrimento de colágeno tipo II, além da menor quantidade de proteoglicanos e água quando comparada à cartilagem hialina. Dessa forma é considerado um tecido intermediário entre a cartilagem hialina e o tecido conjuntivo propriamente dito denso. Podemos encontrá-la nos discos intervertebrais, meniscos, mandíbula, articulações esternoclaviculares e sínfise púbica. Nela, os condrócitos encontram-se alinhados de acordo com as forças de tensão exercidas sobre o tecido (Figura 4.4).

O tecido cartilaginoso é, portanto, complexo e variável, ao apresentar funções e estruturas específicas de acordo com a sua localização.

Figura 4.4 - Histologia de uma fibrocartilagem. Notam-se os condrócitos alinhados de acordo com as forças de tensão sob o tecido (setas tracejadas).

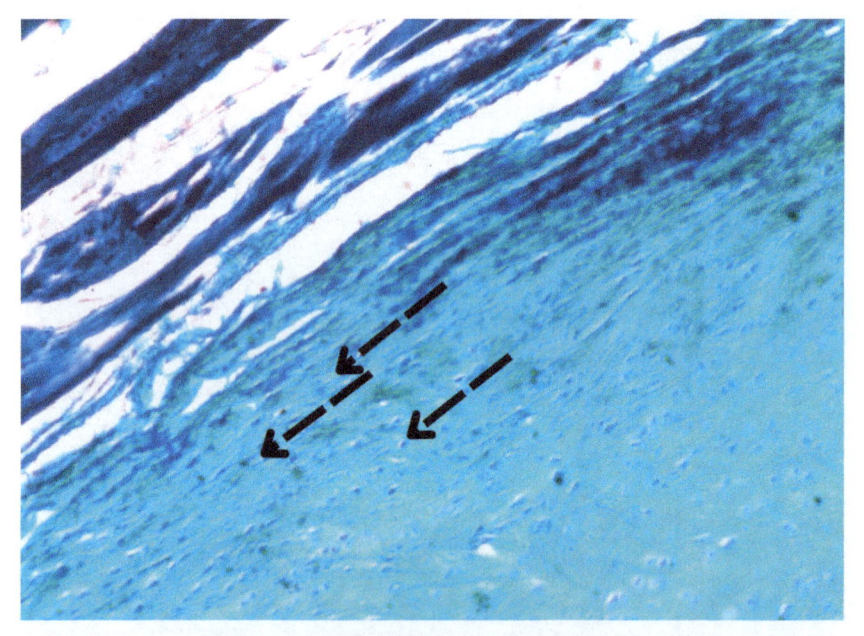

Fonte: Universidade Católica de Petrópolis –
Centro de Ciências da Saúde, 2024.

BOX 4.1 — TRANSPLANTE AUTÓLOGO DE CONDRÓCITOS E OUTRAS TERAPIAS CELULARES

A terapia celular surgiu como uma estratégia regenerativa promissora para o tratamento de lesões cartilaginosas, sendo o transplante autólogo de condrócitos (em inglês *autologous chondrocyte implantation*, ACI) seu principal representante. O primeiro ACI realizado em humanos consistiu no isolamento de condrócitos articulares a partir da digestão enzimática de uma biópsia oriunda de uma região saudável e com baixo suporte de peso, seguido de uma expansão *in vitro* por até 21 dias (aumento de 10 a 13 vezes na quantidade inicial de células) e injeção das células (2,6 a 5,0 x 10^6) na área lesada sob uma aba de periósteo. As evidências clínicas apontam resultados considerados bons a excelentes em 84-90% dos casos. Entretanto, a formação de um novo tecido cartilaginoso maduro, organizado tridimensionalmente a partir desse tipo de terapia é pouco comum, podendo-se observar a formação de proporções significativas de tecido fibrocartilaginoso, que é mecanicamente inferior e, portanto, não satisfatório. Além disso, outras desvantagens incluem: o vazamento dos condrócitos do local do implante, a desdiferenciação dos condrócitos devido à expansão *in vitro*, a desigual distribuição das células, destacamento da aba periosteal e hipertrofia do transplante.

Em decorrência das complicações envolvendo a aba periosteal, surgiu a segunda geração do transplante autólogo de condrócitos. Trata-se da substituição da aba periosteal por uma membrana colagênica, a qual é suturada sobre a lesão cartilaginosa e por sob a qual a suspensão celular é injetada. Cirurgicamente há a vantagem de diminuir o número de incisões, simplificando e diminuindo o tempo do procedimento. Eventos de hipertrofia causada pelo periósteo também são evitados. Em uma terceira geração de transplante autólogo de condrócitos, vem sendo proposta uma abordagem de engenharia tecidual, ou seja, por meio da associação das células a arcabouços biocompatíveis e mecanicamente estáveis, como colágeno, ácido hialurônico, alginato, seda, ácido polilático, quitosana, entre outros (Figura 4.5). Hoje, há diferentes produtos baseados na técnica de ACI aprovados para uso clínico pelas agências reguladoras norte-americanas, europeia, e agências asiáticas. Além da utilização de condrócitos, muitos ensaios clínicos lançam mão de células-tronco, como as células-tronco mesenquimais obtidas de medula óssea e tecido adiposo, para injeção em lesões cartilaginosas articulares. Os trabalhos vêm mostrando que essas células atuam, principalmente, na modulação da inflamação por meio de uma ação anti-inflamatória, e na secreção de fatores parácrinos que promovam a proliferação e a diferenciação de células residentes no tecido.

Figura 4.5 - Bioengenharia e medicina regenerativa para cartilagem.

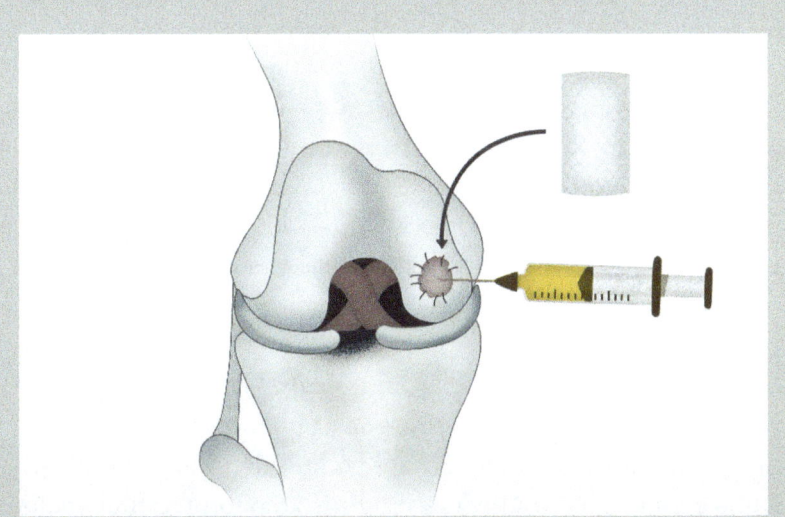

O tecido cartilaginoso é de difícil reparo, principalmente a cartilagem articular. As estratégias atuais, quando mais bem-sucedidas, promovem apenas a formação de fibrocartilagem, um tecido mecanicamente inferior a cartilagem articular, e propício a novas lesões. A imagem mostra estratégias para tentar a regeneração de uma lesão na cartilagem articular. Basicamente elas se dividem no implante de biomateriais no local de lesão e na injeção de agentes terapêuticos solúveis na cavidade articular. Os biomateriais podem ser de diversos tipos, preferencialmente mimetizando as camadas da cartilagem articular e com propriedades mecânicas compatíveis com esse tecido. Os agentes terapêuticos podem ser desde condrócitos autólogos, células-tronco, fatores de crescimento, presentes por exemplo no plasma rico em plaquetas, entre outros. Outras abordagens recentes podem buscar a associação de biomateriais a agentes solúveis, em que os biomateriais funcionam como carreadores deles, impedindo que eles se dispersem pela cavidade articular, e possam ser concentrados no local da lesão.

Fonte: ilustração de Lucas Carvalho Souto, 2024.

BOX 4.2 — INJEÇÕES NA ARTICULAÇÃO

Além da injeção de células por meio de terapias celulares, há outros tipos de abordagens envolvendo a injeção de produtos na articulação para tentar reverter ou ao menos impedir a progressão da degeneração da cartilagem articular. Classicamente, uma das primeiras intervenções é a injeção intra-articular de analgésicos e esteroides anti-inflamatórios, sendo consideradas estratégias paliativas, as quais auxiliam no alívio da dor em curto e longo prazo, porém podem ocasionar efeitos sistêmicos adversos, como hepatotoxicidade e disfunções gastrointestinais. Outra abordagem é a viscossuplementação, a qual se baseia na injeção de ácido hialurônico e outros glicosaminoglicanos como sulfato de condroitina, tendo como objetivo aumentar a lubrificação, propiciando maior mobilidade para a articulação.

Mais recentemente vem sendo proposto o uso de produtos biológicos como os diferentes tipos de concentrados de plaquetas, sendo o plasma rico em plaquetas (PRP) seu principal expoente (Figura 4.5). Essas abordagens se baseiam na presença de diferentes fatores de crescimento autólogos naturalmente presentes nas plaquetas, os quais quando injetados na articulação poderiam exercer efeitos anti-inflamatórios e protetores aos tecidos locais. Apesar da grande utilização dessas tecnologias, principalmente na medicina esportiva com evidências de aceleração de retorno de atletas para atividade profissional, ainda não há um consenso a respeito dos reais benefícios do uso de concentrados de plaquetas em injeções intra-articulares para tratamento de degeneração da cartilagem articular.

BOX 4.3 — BIOMATERIAIS PARA LESÕES CONDRAIS

Um biomaterial é um material desenvolvido para, por meio da interação com sistemas vivos, direcionar uma ação terapêutica ou diagnóstica. Do ponto de vista da bioengenharia, um biomaterial pode ser implantado total ou parcialmente no corpo. Para o reparo de lesões condrais articulares, biomateriais podem ser implantados nos locais de lesão a fim de induzir o reparo tecidual (Figura 4.5). No geral, biomateriais são desenvolvidos no intuito de mimetizar a matriz extracelular, permitindo a migração de células, as quais ao longo do tempo produzem uma nova matriz extracelular enquanto o biomaterial em si vai sendo reabsorvido sem liberar componentes tóxicos. No contexto de lesões condrais articulares, portanto, é de grande importância que os biomateriais possam resistir às pressões mecânicas sofridas pelo tecido enquanto permitam o reparo da lesão.

Nesse contexto, alguns biomateriais vêm sendo desenvolvidos em múltiplas camadas, a fim de mimetizar enxertos osteocondrais por inteiro. Trata-se de uma abordagem na qual células não seriam utilizadas (*cell-free scaffolds*), e os biomateriais providenciariam um suporte mecânico e um arcabouço propício para a infiltração de células dos tecidos adjacentes, buscando-se assim uma regeneração *in situ*. Formas comerciais, como o MaioRegen™, Trufit CB™ e Agili-C™, já vêm sendo testadas clinicamente. O MaioRegen™ é composto por 3 camadas constituídas por: 70% hidroxiapatita (HA)-30% colágeno tipo I; 40% HA-60% colágeno tipo I; 100% colágeno tipo I. O Trufit CB™ é composto por 2 camadas constituídas por sulfato de cálcio e uma mistura de ácido poligli-cólico (PGA) e ácido polilático-coglicólico (PLGA). Por fim, o Agili-C™ é composto por 2 camadas constituídas por carbonato de cálcio na forma de aragonita e uma mistura de aragonita e ácido hialurônico.

Entre as outras principais formas comerciais no ramo da engenharia tecidual da cartilagem estão o implante de condrócitos autólogos induzidos por matriz (MACI), cujo arcabouço é à base de colágeno, e o Hyalograft C, à base de ácido hialurônico.

A engenharia tecidual de cartilagem ainda enfrenta um desafio especial, que consiste na prevenção da vascularização do material implantado e hipertrofia dos condrócitos. Portanto, o sucesso dessa nova abordagem depende, entre outros, de biomateriais biocompatíveis e funcionais, da adição de fatores de crescimento condrogênicos e da aplicação de biorreatores. Isto é, de todo um desenvolvimento tecnológico que contribua para a formação de tecido cartilaginoso semelhante ao tecido nativo. As tecnologias de bioimpressão 3D prometem alcançar várias dessas necessidades, ao permitir a fabricação de biomateriais biocompatíveis e com uma organização estrutural em camadas semelhante à necessidade de cada lesão/paciente.

CAPÍTULO 5

OSSO

Leonardo Boldrini

5.1 Características gerais do tecido ósseo

O tecido ósseo é um tipo de tecido conjuntivo especializado que forma a estrutura principal dos ossos no corpo humano e em outros vertebrados. A matriz extracelular é composta principalmente por fibras de colágeno tipo I, que fornecem resistência à tração, e cristais de hidroxiapatita, uma forma de fosfato de cálcio [Ca10(PO4)6(OH)2], que conferem rigidez e resistência à compressão. Essa matriz mineralizada permite que os ossos suportem o peso do corpo e resistam às forças aplicadas a eles O tecido ósseo é altamente vascularizado e inervado. Na matriz mineralizada, os vasos e fibras nervosas estão localizados em canais de Havers e Volkmann.

Além dos osteócitos, que são células maduras encontradas nas lacunas, existem outras células envolvidas na formação, remodelação e manutenção do tecido ósseo. Os osteoblastos são responsáveis pela síntese da matriz óssea e são cruciais durante o processo de formação óssea (ossificação). Os osteoclastos são células envolvidas na reabsorção óssea, que é parte do processo de remodelação óssea. Embora menos numerosas, células osteoprogenitoras também tem papel no processo de ossificação e reparo.

O tecido ósseo tem várias funções importantes, incluindo a sustentação do corpo e a proteção de órgãos internos. Além disso, ele desempenha um papel fundamental na hematopoese (produção de células sanguíneas) na medula óssea vermelha, presente em certos ossos. Também armazena minerais, especialmente cálcio e fósforo, que podem ser liberados na corrente sanguínea quando necessário para manter o equilíbrio mineral do corpo.

O tecido ósseo é dinâmico e está em constante remodelação. O processo de remodelação óssea envolve a atividade coordenada de osteoblastos (formação óssea) e osteoclastos (reabsorção óssea), permitindo que o tecido ósseo se adapte às demandas mecânicas do corpo e mantenha um equilíbrio mineral adequado.

5.1.1 A matriz extracelular óssea

A matriz extracelular óssea é uma estrutura complexa e altamente organizada que desempenha um papel fundamental na conferência de rigidez e resistência do tecido ósseo. Ela é composta principalmente por fibras de colágeno tipo I e cristais de hidroxiapatita, juntamente com outras proteínas e substâncias que contribuem para suas características únicas.

Fibras de colágeno tipo I: o colágeno é uma proteína fibrosa encontrada em muitos tecidos conjuntivos, incluindo o osso. No tecido ósseo, o colágeno tipo I é o componente principal e forma a estrutura básica da matriz. Essas fibras de colágeno são organizadas em feixes paralelos, conferindo resistência à tração ao osso. A disposição regular e organizada das fibras de colágeno é responsável pela capacidade do osso de resistir a forças de tração. A orientação das fibras de colágeno nos fornece informação se o tecido ósseo é primário ou se ele é maduro. Caso as fibras se encontrem entrelaçadas e desorganizadas, como é comum em ossos de fetos e crianças, o osso é primário ou imaturo. A partir dos 4 anos de idade, mediante o remodelamento do tecido ósseo orientado por forças mecânicas decorrentes da postura e rotina do indivíduo, as fibras colágenas passar a ter orientação em camadas paralelas e concêntricas, caracterizando o osso maduro

Cristais de hidroxiapatita: a hidroxiapatita é um composto mineral formado principalmente por cálcio e fósforo, que forma cristais rígidos e resistentes. Esses cristais são depositados ao redor das fibras de colágeno e preenchem os espaços entre elas na matriz. Essa interação entre as fibras de colágeno e os cristais de hidroxiapatita é fundamental para a rigidez e a dureza do osso, permitindo-lhe suportar cargas de compressão.

Além do colágeno e da hidroxiapatita, é importante considerar que aproximadamente 10% da matriz é composta por glicosaminoglicanos, glicoproteínas adesivas (osteonectina, que é importante na interação colágeno-hidroxiapatita, sialoproteínas I e II e a osteopontina, que auxiliam na interação entre as células e a matriz, proteínas dependentes de vitamina K (osteocalcina, que mobiliza cálcio circulante e estimula osteoclastos, proteína S, que atua no processo de remoção de células apoptóticas.

Com relação a citocinas que estão recorrentemente presentes na matriz óssea, destacamos o IGF-1, TNF-alfa, TGF-beta, PDGF, as BMPs (proteínas morfogenéticas ósseas) e IL-1 e IL-6. Essas propriedades combinadas não apenas permitem que o osso suporte cargas, mas também o tornam adaptável a diferentes situações, como crescimento, reparo e remodelação.

5.1.2 Células do tecido ósseo

As **células osteoprogenitoras** são derivadas das células mesenquimais e têm a capacidade de se diferenciar em osteoblastos. São responsáveis por iniciar o processo de formação óssea. Na visualização junto a um microscópio óptico, são pequenas e alongadas, com um núcleo grande e oval. Elas estão localizadas na camada interna do periósteo (a camada externa do osso) e nas cavidades medulares. Os **osteoblastos** são células responsáveis pela síntese da matriz óssea durante a ossificação. Eles sintetizam a matriz extracelular. Os osteoblastos têm uma aparência cuboidal ou colunar e estão alinhados nas superfícies do osso em formação. Eles frequentemente são encontrados em fileiras, depositando material da matriz óssea ao seu redor. Quando isolados pela matriz óssea neoformada, se tornam osteócitos.

Os **osteócitos** são osteoblastos que se tornaram envolvidos na matriz mineralizada. Eles desempenham um papel crucial na manutenção da matriz óssea, na regulação do metabolismo mineral e na comunicação entre as células ósseas. Os osteócitos estão localizados nas lacunas dentro da matriz óssea. Eles têm projeções chamadas canalículos, que se estendem a partir das lacunas e permitem a comunicação com outras células osteócitos e a troca de nutrientes e metabólitos.

Os **osteoclastos** são células multinucleadas, de origem mieloide, responsáveis pela reabsorção óssea, que é a digestão e remoção da matriz óssea. Isso é importante para a remodelação óssea e para o controle dos níveis de cálcio no corpo. Os osteoclastos têm múltiplos núcleos e uma aparência mais irregular do que outras células do tecido ósseo. Eles estão localizados nas superfícies do osso em áreas de reabsorção, frequentemente em depressões chamadas lacunas de Howship.

5.2 Organização do tecido ósseo

Em sua superfície externa, os ossos são cobertos por periósteo, uma bainha de tecido conjuntivo fibroso denso (colagenoso) contendo células osteoprogenitoras. Chamamos de fibras de Sharpey os feixes de fibras colágenas do periósteo que penetram no tecido ósseo e que prendem firmemente o periósteo ao osso compacto. O periósteo somente não é encontrado nas articulações, sendo essas cobertas por cartilagem.

5.2.1 Osso compacto

O osso compacto é organizado em ósteons. Um ósteon, também conhecido como sistema de Havers, é a unidade microscópica funcional do osso compacto. Ele é composto por várias camadas concêntricas de lamelas ósseas que envolvem um canal central chamado canal de Havers. A seguir, listamos os principais componentes do ósteon:

Lamelas concêntricas: quando observado ao microscópio óptico, um ósteon parece uma série de anéis concêntricos. Esses anéis são as lamelas concêntricas, que são camadas concêntricas de matriz óssea mineralizada. As fibras de colágeno se encontram em orientações distintas entre cada camada concêntrica, como um tronco de árvore ou uma madeira compensada, o que confere maior potencial de resistência mecânica ao osso como um todo.

Canal de Havers: no centro de um ósteon, há um canal central chamado canal de Havers. Esse canal contém vasos sanguíneos, vasos linfáticos e nervos. O canal de Havers é revestido por células endoteliais que ajudam a regular o fluxo sanguíneo. Os canais de Havers normalmente seguem o eixo dos ossos longos. Os canais que estão dispostos no trajeto periósteo-endósteo e estão em ângulos aproximadamente retos em relação ao eixo dos ossos longos se chamam canais de Volkmann.

Lacunas: entre as lamelas concêntricas, você encontrará pequenas cavidades chamadas lacunas. Cada lacuna abriga um osteócito. Os osteócitos mantêm contato com os osteócitos em lacunas vizinhas por meio de projeções finas chamadas canalículos. Os canalículos são pequenos canais que irradiam a partir das lacunas, conectando os osteócitos entre si e permitindo a comunicação celular e a troca de nutrientes e resíduos.

Quando visto em corte transversal, um ósteon se assemelha a um alvo, com o canal de Havers no centro, as lamelas concêntricas ao redor e as lacunas com osteócitos espalhados nas lacunas entre as lamelas. A histologia do ósteon, observada por microscopia óptica, oferece uma visão detalhada da estrutura e organização microscópica do osso compacto, destacando a interconexão das células e a presença de vasos sanguíneos e nervos que sustentam a saúde e a função do tecido ósseo.

5.2.2 Osso esponjoso

A histologia do osso esponjoso, também conhecido como osso trabecular, é caracterizada por sua estrutura reticular tridimensional, que consiste em uma rede de trabéculas ósseas interconectadas. As trabéculas são finas lâminas ósseas semelhantes às encontradas no osso compacto, porém dispostas de forma mais irregular. As trabéculas conferem resistência e suporte ao osso esponjoso, apesar de sua aparência poros. As trabéculas do osso esponjoso podem conter lamelas, assim como o osso compacto, porém não apresentam a estrutura de ósteons, com canal de Havers e lamelas concêntricas.

Entre as trabéculas, há espaços preenchidos com medula óssea (Figura 5.1). Essa medula óssea pode ser de dois tipos: medula óssea vermelha, que é responsável pela produção de células sanguíneas, ou medula óssea amarela, que é composta principalmente por células adiposas.

O endósteo reveste as superfícies internas do osso e geralmente é constituído por uma delgada camada de células osteogênicas achatadas, que reveste as cavidades do osso esponjoso, o canal medular, os canais de Havers e os de Volkmann.

Embora o osso esponjoso tenha menos vasos sanguíneos do que o osso compacto, ainda há uma presença significativa de vasos sanguíneos e nervos que se estendem pelas trabéculas e ajudam a fornecer nutrientes e oxigênio às células ósseas.

A histologia do osso esponjoso destaca a natureza tridimensional das trabéculas e a importância dos osteoblastos na formação da matriz óssea. Esse tipo de osso desempenha um papel vital na produção de células sanguíneas e no armazenamento de gordura, enquanto fornece suporte estrutural ao osso como um todo.

Figura 5.1 - Histologia de trabéculas óssea de um osso esponjoso.

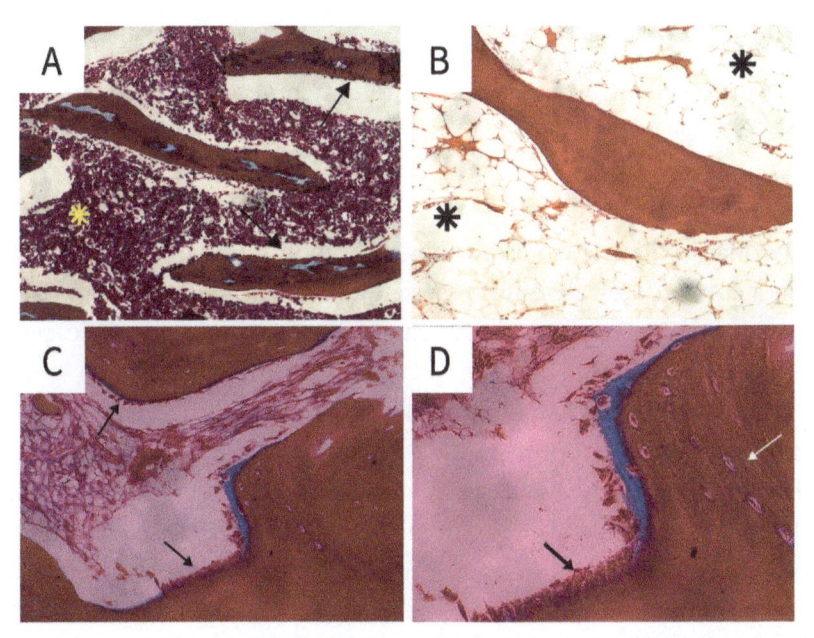

Em **A**, observamos a medula óssea vermelha (asterisco amarelo) preenchendo o espaço entre as trabéculas (setas). Em **B**, tal espaço está ocupado por medula óssea amarela (asterisco preto). Em **C** e **D** destacamos também o endósteo formado por osteoblastos (seta preta), revestindo uma das trabéculas ósseas. Em **D**, destaque também para o osso primário evidenciado em azul, contrastando com o osso maduro em vermelho, além dos osteócitos aprisionados na matriz óssea mineralizada (seta branca). Coloração: tricrômico de Masson.

Fonte: Universidade Católica de Petrópolis –
Centro de Ciências da Saúde, 2024.

5.3 Formação óssea

Existem dois principais processos de ossificação durante o desenvolvimento e crescimento do esqueleto: ossificação intramembranosa e ossificação endocondral. Cada processo ocorre de maneira diferente e resulta na formação de ossos com características distintas.

A ossificação intramembranosa envolve a formação direta de osso dentro do tecido conjuntivo embrionário, chamado mesênquima, que é precursor de outros tecidos conjuntivos. Começa por volta da oitava semana de gestação em humanos. Abaixo estão descritas as principais fases desse processo.

Formação do modelo ósseo: a ossificação intramembranosa começa com a condensação de células mesenquimais em locais onde os ossos se desenvolverão. Essas áreas são chamadas de centros de ossificação.

Diferenciação em osteoblastos: as células mesenquimais se diferenciam em células osteoprogenitoras, expressando o fator de transcrição Cbfa1. Com a maior vascularização do tecido, há a diferenciação dessas células em osteoblastos, que começam a secretar matriz óssea, incluindo fibras de colágeno e substâncias minerais, sialoproteínas ósseas, osteocalcina e outros componentes. A matriz óssea recém-sintetizada, ainda não mineralizada, é chamada de osteoide.

Calcificação da matriz: a matriz óssea é gradualmente calcificada, o que significa que íons de cálcio e fosfato são depositados na matriz, tornando-a dura e mineralizada.

Formação de trabéculas: conforme mais matriz óssea é depositada, pequenas trabéculas ósseas se formam. Essas trabéculas eventualmente se fundem, resultando na formação de ossos planos, como os ossos do crânio.

A ossificação endocondral envolve a substituição gradual de cartilagem hialina por osso durante o desenvolvimento dos ossos longos. Tal cartilagem hialina é formada pela agregação e diferenciação de células mesenquimais no local do futuro osso. Apesar da presença de FGF e BMPs na área dos agregados, a ausência de vascularização faz com que as células mesenquimais sigam a diferenciação em cartilagem, em vez de osso, que será formado tão logo os vasos sanguíneos invadam a cartilagem hialina. Abaixo estão descritas as principais fases desse processo.

Formação do modelo de cartilagem: o processo começa com a formação de um modelo de cartilagem hialina que se assemelha à forma do osso que se desenvolverá.

Centros de ossificação primária: ossificação ocorre nos centros primários de ossificação, onde a substituição da cartilagem ocorrerá. Os osteoblastos se formam a partir dos pericôndrios (tecido conjuntivo circundante), que passam a atuar como periósteos, na forma de um colar, em torno das diáfises, e começam a secretar matriz calcificada.

Centros de ossificação secundária: conforme o osso continua a crescer, centros secundários de ossificação se formam nas extremidades dos ossos longos, onde ocorre a formação da epífise. O mesmo processo de ossificação ocorre, substituindo gradualmente a cartilagem por osso.

Formação do colar ósseo: ao redor da cartilagem hialina, células mesenquimais circundantes se diferenciam em células osteoprogenitoras, que dão origem aos osteoblastos. Esses osteoblastos começam a produzir uma camada de osso compacto chamada de "colar ósseo" ao redor da cartilagem hialina. O colar ósseo fornece suporte estrutural e serve como um local para o suprimento sanguíneo entrar no modelo cartilaginoso.

Hipertrofia dos condrócitos: conforme o modelo de cartilagem hialina continua a crescer, os condrócitos em seu interior começam a aumentar de tamanho por um processo conhecido como hipertrofia. Isso expande a matriz cartilaginosa.

Mineralização da cartilagem: os condrócitos hipertróficos passam a mineralizar a matriz cartilaginosa por meio, por exemplo, da enzima fosfatase alcalina.

Morte dos condrócitos: os condrócitos hipertrofiados, presentes na matriz cartilaginosa mineralizada, eventualmente sofrem apoptose (morte programada das células). Esse processo de morte celular é um passo crucial para permitir a substituição da cartilagem por osso.

Migração das células mesenquimais para as lacunas: com a morte dos condrócitos, lacunas vazias ou cavidades são formadas no interior da cartilagem hialina. Células mesenquimais próximas migram para essas lacunas.

Diferenciação das células mesenquimais em osteoblastos: as células mesenquimais que migraram para as lacunas dentro do modelo de cartilagem hialina se diferenciam em osteoblastos. Essas células especializadas na formação óssea começam a depositar matriz óssea, composta principalmente de colágeno e minerais, nas lacunas previamente ocupadas pelos condrócitos.

À medida que os osteoblastos continuam a depositar matriz óssea, a cartilagem hialina é gradualmente substituída por tecido ósseo. Esse processo é fundamental para o crescimento e a formação dos ossos longos do corpo e ajuda a moldar a estrutura esquelética durante o desenvolvimento embrionário e infantil.

Destacamos também a existência do que chamamos de placas epifisárias ou de crescimento. Trata-se de uma região que tem a cartilagem hialina do molde que permite o crescimento longitudinal dos ossos. Durante a puberdade, as placas epifisárias gradualmente se fecham, interrompendo o crescimento longitudinal dos ossos longos.

Esses dois processos de ossificação são fundamentais para o desenvolvimento, crescimento e remodelação do esqueleto humano. A ossificação intramembranosa é responsável pela formação de ossos planos e algumas partes específicas do esqueleto, enquanto a ossificação endocondral é predominante na formação da maioria dos ossos, especialmente ossos longos e a estrutura geral do esqueleto axial e apendicular.

A histologia do crescimento endocondral do osso envolve várias zonas distintas dentro da cartilagem hialina que desempenham papéis específicos no processo de desenvolvimento ósseo (Figura 5.2). Essas zonas incluem:

Zona de cartilagem de reserva: é a camada mais externa da cartilagem hialina e está próxima do pericôndrio, uma membrana que envolve a cartilagem. Nesta zona, as células condrogênicas se dividem e se diferenciam em condrócitos que mantêm a integridade da cartilagem hialina.

Zona de proliferação: encontra-se logo abaixo da zona de cartilagem de reserva. Nessa área, os condrócitos se dividem rapidamente por mitose, formando grupos de células chamados de colunas de condrócitos. Essa proliferação celular é responsável pelo aumento longitudinal da cartilagem.

Zona de hipertrofia: situa-se abaixo da zona de proliferação. Nesta zona, os condrócitos continuam a se dividir, mas também começam a aumentar de tamanho, tornando-se condrócitos hipertrofiados. A hipertrofia dos condrócitos é um sinal crucial no processo de ossificação endocondral.

Zona de cartilagem calcificada: encontra-se logo após a zona de hipertrofia. Nesta fase, os condrócitos hipertrofiados secretam vesículas de matriz que contêm enzimas que mineralizam a matriz extracelular da cartilagem. Isso resulta na formação de cristais de fosfato de cálcio que impregnam a matriz cartilaginosa, tornando-a mais rígida e calcificada.

Zona de reabsorção: esta é a última fase da ossificação endocondral. Nesta zona, as células osteoclásticas, que são responsáveis pela reabsorção óssea, entram na cartilagem calcificada e começam a quebrar e reabsorver a matriz calcificada. Isso cria espaço para os osteoblastos depositarem a matriz óssea no local.

À medida que o processo de reabsorção ocorre, os osteoblastos entram e começam a depositar matriz óssea, que eventualmente substitui completamente a cartilagem calcificada, formando o tecido ósseo maduro. Isso é essencial para o crescimento longitudinal dos ossos longos e para a reparação de fraturas ósseas durante o desenvolvimento e a vida adulta.

Figura 5.2 - Corte longitudinal da placa epifisária de um osso longo infantil onde podemos observar diferentes zonas do crescimento endocondral do osso. Coloração: tricrômico de Masson.

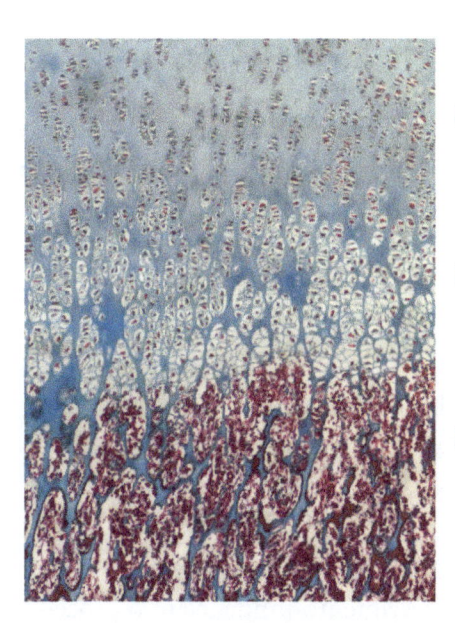

Zona de proliferação

Zona de hipertrofia

Zona de cartilagem calcificada

Fonte: Universidade Católica de Petrópolis – Centro de Ciências da Saúde, 2024.

5.4 Remodelamento ósseo

O remodelamento ósseo é um processo contínuo e dinâmico que envolve a reabsorção (quebra) e a formação de osso novo. Esse processo é essencial para a manutenção da integridade estrutural dos ossos, a regulação do cálcio no corpo e a adaptação dos ossos às demandas mecânicas em constante mudança. O remodelamento ósseo é mediado por diferentes tipos de células ósseas e é influenciado por diversos hormônios.

Os osteoclastos são as células-chave envolvidas na reabsorção óssea. Eles são células multinucleadas que secretam ácidos e enzimas que dissolvem a matriz óssea e liberam minerais, especialmente cálcio, na corrente sanguínea. Isso permite que o osso seja remodelado e que o cálcio seja liberado para outras funções no corpo.

Os osteoblastos são as células responsáveis pela formação da matriz óssea. Eles sintetizam colágeno e outras proteínas necessárias para a matriz óssea e ajudam a mineralizá-la depositando cristais de hidroxiapatita. Quando a matriz é mineralizada, os osteoblastos podem ficar enclausurados nela e se tornar osteócitos.

Os osteócitos desempenham um papel crucial na coordenação do remodelamento ósseo. Eles estão localizados dentro da matriz óssea e se comunicam entre si e com as células da superfície óssea por meio de canalículos. Essas comunicações ajudam a regular o equilíbrio entre reabsorção e formação óssea.

Vários hormônios e fatores de crescimento influenciam o processo de remodelamento ósseo. Alguns dos principais incluem:

Hormônio paratireoideano (PTH): liberado pelas glândulas paratireoides, aumenta os níveis de cálcio no sangue, estimulando a reabsorção óssea pelos osteoclastos.

Calcitonina: liberada pela glândula tireoide, inibe a atividade dos osteoclastos e promove a deposição de cálcio nos ossos.

Hormônio de crescimento (GH): estimula o crescimento ósseo e a síntese de colágeno pelos osteoblastos.

Estrogênio e testosterona: estes hormônios sexuais desempenham um papel na manutenção da densidade óssea e inibem a atividade dos osteoclastos.

Vitamina D: é essencial para a absorção de cálcio no intestino, contribuindo para a regulação do equilíbrio de cálcio no corpo.

O remodelamento ósseo mantém a homeostase dos níveis de cálcio no sangue, permite a reparação de microdanos no osso, adapta o osso a mudanças nas demandas mecânicas e desempenha um papel na liberação de minerais para funções metabólicas. Esse processo complexo envolve a coordenação de diferentes tipos de células e é influenciado por uma série de fatores hormonais e de crescimento.

5.5 Fraturas ósseas

Uma fratura óssea ocorre quando a integridade de um osso é interrompida devido a forças externas ou internas que excedem sua resistência. Isso pode resultar em uma variedade de tipos de fraturas, como fraturas completas, fraturas parciais, fraturas expostas (quando o osso quebrado se projeta através da pele) e fraturas fechadas (quando o osso quebrado não perfura a pele). A regeneração óssea após uma fratura envolve processos histológicos e fisiológicos complexos para restaurar o osso à sua forma e função normais. No geral, considera-se que o tecido ósseo tenha uma alta capacidade regenerativa. De fato, durante o processo de reparo de fraturas ósseas, há indícios de formação de novo tecido ósseo tanto por ossificação intramembranosa quanto por ossificação endocondral.

A seguir estão descritos os principais aspectos histológicos e fisiológicos da regeneração óssea:

Inflamação e formação do hematoma: imediatamente após a fratura, ocorre uma resposta inflamatória, que envolve a liberação de substâncias inflamatórias e a formação de um hematoma (coágulo de sangue) na área fraturada. Esse hematoma fornece uma matriz temporária para a migração de células inflamatórias e células envolvidas na regeneração.

Formação de tecido de granulação: células inflamatórias e células mesenquimais migram para a área da fratura e começam a formar um tecido de granulação, que é um tecido conjuntivo provisório. Esse tecido contém células precursoras que irão se diferenciar em osteoblastos e condroblastos, fundamentais para a regeneração do osso.

Formação de calo fibrocartilaginoso: o tecido de granulação é gradualmente transformado em um calo fibrocartilaginoso, que serve como uma estrutura de suporte temporária. O calo é composto por uma mistura de tecido conjuntivo fibroso e cartilagem hialina, e conecta as extremidades fraturadas.

Formação de osso novo (ossificação): com o tempo, os osteoblastos começam a sintetizar matriz óssea, iniciando o processo de ossificação. Esse novo osso é inicialmente formado como osso trabecular, que preenche a área entre as extremidades fraturadas.

Remodelamento ósseo: o novo osso formado inicialmente não tem a mesma organização e resistência que o osso original. Com o tempo, ocorre um processo de remodelamento ósseo, envolvendo a reabsorção de osso recém-formado pelos osteoclastos e a substituição por osso compacto mais maduro.

Encerramento da fratura: ao longo do tempo, o osso continua a se remodelar, restaurando a integridade e a função da área fraturada. A medula óssea retorna à sua atividade normal, e a área da fratura se une completamente.

O processo de regeneração óssea após uma fratura é altamente regulado e envolve a coordenação de diferentes tipos de células, incluindo osteoblastos, osteoclastos, células mesenquimais e células inflamatórias. Os fatores de crescimento, como o fator de crescimento derivado de plaquetas (PDGF) e o fator de crescimento transformador beta (TGF-β), desempenham um papel crucial na promoção da regeneração óssea. A regeneração de uma fratura pode levar várias semanas ou meses, dependendo da gravidade da fratura e das condições de saúde do indivíduo.

BOX 5.1 — BIOENGENHARIA DE TECIDO ÓSSEO BASEADA EM SCAFFOLDS.

A engenharia de tecidos baseada em *scaffolds* para tecido ósseo envolve o uso de estruturas porosas que atuam como modelos para suportar e guiar o crescimento de novo tecido ósseo. Eles são projetados para mimetizar a matriz extracelular (ECM) natural do osso e fornecer um suporte biocompatível para que as células se fixem, proliferem e diferenciem, facilitando, em última instância, a regeneração do tecido ósseo funcional. Neste box, apresentamos uma visão geral da engenharia de tecidos baseada em *scaffolds* para osso e suas vantagens em comparação com implantes de titânio:

Materiais utilizados para a síntese do *scaffold*

Cerâmicas: materiais cerâmicos, como hidroxiapatita (HA) e fosfato tricálcico (TCP), são comumente usados como materiais para engenharia de tecido ósseo. A HA, em particular, é um material biocompatível que se assemelha de perto ao componente mineral do osso natural.

Polímeros: comumente os cerâmicos são utilizados em associação com polímeros. Os mais comuns são o ácidopolilático (PLA), o ácido poliglicólico (PGA), o ácido polilático-

-coglicólico (PLGA), que é um copolímero dos anteriores, o polietilenoglicol (PEG) e a policaprolactona (PCL).

Vantagens da engenharia de tecidos baseada em *scaffolds* vs. implantes de titânio

Melhora na regeneração óssea: abordagens baseadas em *scaffolds* promovem a regeneração do tecido ósseo em vez de depender da estabilidade mecânica fornecida por implantes de titânio. Isso permite um crescimento ósseo mais natural e funcional.

Integração biológica: *scaffolds* fornecem um substrato para a fixação e proliferação celular, o que encoraja a infiltração de células osteogênicas (células formadoras de osso). Isso resulta em uma melhor integração biológica em comparação com implantes tradicionais, que dependem principalmente da fixação mecânica.

Customização e personalização: *scaffolds* podem ser projetados e fabricados com controle preciso sobre sua porosidade, geometria e características de superfície. Essa personalização permite a criação de implantes específicos para cada paciente que se ajustam à anatomia individual, promovendo melhor ajuste e integração tecidual.

Estimulação de processos de cura naturais: abordagens baseadas em *scaffolds* frequentemente incorporam fatores de crescimento e/ou células mesenquimais, que imitam os processos naturais de cura do corpo. Isso pode acelerar a regeneração óssea e melhorar os resultados, especialmente em casos de fraturas complexas ou defeitos.

Reabsorção gradual: alguns materiais de *scaffolds* são projetados para se reabsorver gradualmente à medida que novo osso se forma. Essa propriedade é especialmente vantajosa porque reduz o risco de complicações em longo prazo associadas a implantes permanentes, como o titânio, que mesmo o de boa qualidade tem vida útil de aproximadamente 10 anos.

Tratamento de defeitos maiores: a engenharia de tecidos baseada em *scaffolds* é especialmente valiosa no tratamento de defeitos ósseos maiores, onde implantes tradicionais podem não fornecer suporte suficiente. Eles podem ser usados para preencher lacunas e estimular a regeneração óssea em áreas de perda substancial de osso.

Desafios e considerações

As abordagens baseadas em *scaffolds* podem ter limitações em termos de resistência mecânica em comparação com implantes de titânio, que são conhecidos por sua durabilidade e capacidade de suportar cargas. Desta forma, a taxa de degradação dos materiais deve ser cuidadosamente controlada para coincidir com a taxa de formação de novo osso, garantindo que o *scaffold* forneça suporte estrutural suficiente durante o processo de cicatrização.

Podemos observar, na Figura 5.3, um resumo da abordagem da aplicação da bioengenharia para o tecido ósseo.

Figura 5.3 - Abordagem de bioengenharia óssea baseada em biomateriais.

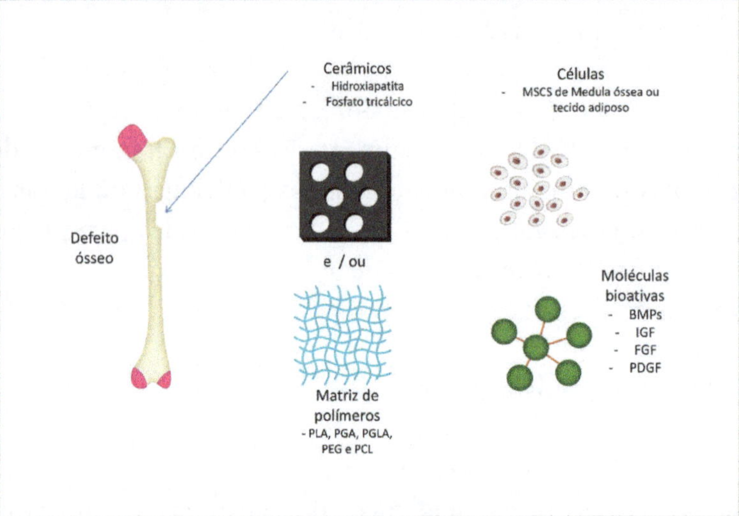

Fonte: ilustração de Lucas Carvalho Souto, 2024.

CAPÍTULO 6

TECIDO ADIPOSO

Leandra Baptista

6.1 Definição e classificação do tecido adiposo

O tecido adiposo é um tecido conjuntivo especializado derivado do mesoderma cujo principal tipo celular é o adipócito. As primeiras funções atribuídas a esse tecido foram as de sustentação, tais como preenchedor de espaços entre os órgãos, formações de coxins para absorção de impacto (por exemplo na planta dos pés e mãos) e modelador da superfície do corpo. Com relação ao metabolismo energético, apresenta funções de armazenamento de energia e isolamento térmico. Contudo, desde a descoberta da leptina em 1994, foi atribuída ao tecido adiposo a função endócrina. Após, outros peptídeos com função hormonal e citocinas conhecidas como adipocinas (exemplos: adiponectina, angiotensinogênio, resistina, TNF-alpha, IL-6) foram descritos como sendo secretados pelas células do tecido adiposo levando a atribuição de outras funções fisiológicas tais como regulador do apetite, de processos imunológicos, do sistema cardiovascular, do sistema reprodutor, do desenvolvimento ósseo e cerebral. Atualmente é descrito na literatura científica que a maioria dos genes ativos e moléculas secretadas pelo tecido adiposo estão relacionadas majoritariamente a processos hormonais e de inflamação.

Podemos classificar o tecido adiposo em dois principais tipos: (1) tecido adiposo branco e (2) marrom. Sua localização é difusa pelo corpo por meio de depósitos, sendo o mais predominante em humanos o tecido adiposo branco, representando de 20 a 25% do peso corporal. O tecido adiposo marrom constitui 5% da massa corporal de recém--nascidos e a sua presença diminui com o envelhecimento, estando presente em algumas regiões no adulto tais como a região do pescoço, abaixo da clavícula e ao longo da coluna vertebral.

6.2 Localização, composição celular e disrupção da homeostasia

Os depósitos de tecido adiposo podem estar localizados logo abaixo da derme, sendo conhecido como subcutâneo ou hipoderme, ou em contato direto com órgãos internos, sendo conhecidos como depósito visceral. Outras localizações incluem o tecido mamário, folículo piloso, e até mesmo a derme. Alguns autores também consideram as células acumuladoras de gordura localizadas na medula óssea como um depósito de tecido adiposo, contudo essas células não dispõem das principais características funcionais do adipócito.

O tecido adiposo tem grande abundância de vasos sanguíneos, predominantemente arteríolas e capilares e a presença de fibras nervosas amielínicas. Sua matriz extracelular é rica em fibras de colágeno do tipo III (reticulares). O adipócito é o tipo celular predominante nesse tecido e exerce as funções relacionadas ao metabolismo energético além da secreção de hormônios e adipocinas.

Os demais tipos de células presentes no tecido adiposo são os pré--adipócitos, macrófagos, progenitores endoteliais e células endoteliais maduras e as células-tronco mesenquimais (Box 6.1) e constituem a fração estromal-vascular. A fração estromal-vascular além de conter a reserva de progenitores indispensáveis a homeostasia tecidual, também é responsável pela maior proporção de secreção de adipocinas quando comparada aos adipócitos. As células-tronco mesenquimais estão localizadas ao redor dos vasos sanguíneos, em contato íntimo com as células endoteliais e são isoladas em laboratório a partir da fração estromal-vascular. A fração estromal-vascular e as células-tronco mesenquimais já foram utilizadas em diversos ensaios clínicos devido a sua capacidade secretória.

O percentual das populações de células e o perfil de secreção da fração estromal-vascular pode ser modificado em diversos quadros patológicos, sendo o mais impactante para a homeostasia do tecido adiposo a obesidade. A obesidade se caracteriza por um quadro de inflamação crônica que se inicia localmente no tecido adiposo atingindo posteriormente diversos tecidos e órgãos, sendo o sistema cardiovascular o alvo mais predominante das comorbidades da obesidade.

E por que o tecido adiposo de obesos se torna inflamado? Com exceção de algumas doenças genéticas raras, a obesidade acontece quando ocorre o consumo calórico excessivo ou baixo gasto energético, sendo o mais comum ambos. O tecido adiposo tem uma grande capacidade de expansão em comparação aos demais tecidos e órgãos do organismo adulto. Logo, o excesso energético leva ao aumento do tamanho (hipertrofia) e ao aumento do número (hiperplasia) dos adipócitos. A hipertrofia ocorre devido ao aumento de incorporação de lipídios, processo conhecido como lipogênese. Já a hiperplasia ocorre devido à ativação de fatores de transcrição envolvidos na via de diferenciação adipogênica a partir de células-tronco mesenquimais. A família dos fatores de transcrição PPAR é regulada positivamente nestas células a partir de estímulos exógenos, tais como os ácidos graxos, prostaglandinas e leucotrienos.

O aumento da massa do tecido adiposo leva a formação de regiões de hipóxia levando à regulação positiva do fator de transcrição HIF-1 (do inglês, *hypoxia-inducible* factor-1) nas células residentes desse tecido. A ativação do HIF-1 estimula a síntese de VEGF (do inglês, *vascular endothelial growth factor*), estimulando a formação de vasos sanguíneos pelo mecanismo de angiogênese. Simultaneamente, o aumento do tamanho e número de adipócitos aumenta a secreção de adipocinas pelo tecido adiposo, levando a um aumento de infiltração de células do sistema imune, principalmente os monócitos recrutados da corrente sanguínea. A principal quimiocina envolvida nesse processo é a MCP-1 (do inglês, *monocyte chemoattractant protein-1*) secretada pelos pré-adipócitos e adipócitos. Uma vez infiltrados no tecido adiposo, os monócitos se diferenciam para macrófagos pró-inflamatórios (perfil M1), o que por sua vez agrava e mantém o cenário de inflamação por meio do aumento da síntese de citocinas pró-inflamatórias, sendo as principais IL-6, IL-1beta e TNF-alpha. A inflamação nesse tecido é caracterizada como crônica devido à sua característica persistente além da presença de monócitos e macrófagos.

Diversos estudos científicos têm revelado que não somente os macrófagos são responsáveis pela manutenção desse cenário inflamatório no tecido adiposo, mas também as próprias células tecido residentes. Por exemplo, além da polarização da população de macrófagos tecido residentes (perfil M2) para um perfil pró-inflamatório (M1), as células-tronco mesenquimais em obesos também modificam o seu perfil regenerativo para um perfil pró-inflamatório. O tecido adiposo de indivíduos com grau severo de obesidade após a excessiva perda de peso ocasionada pela cirurgia bariátrica não retorna a sua composição celular original. Apesar da diminuição de citocinas pró-inflamatórias na corrente sanguínea, estabilização do quadro clínico e até mesmo reversão da Diabetes tipo II, o tecido adiposo ainda apresenta um acúmulo de pré-adipócitos, regiões de fibrose e vasos sanguíneos de maior calibre quando comparados ao tecido adiposo de indivíduos que nunca foram obesos. Essa manutenção das alterações à nível tecidual, pode explicar, em parte, o reganho de peso experienciado por parte dos indivíduos após a cirurgia bariátrica. Alterações epigenéticas também já foram relatadas.

6.3 Tecido adiposo branco

O tecido adiposo branco também é conhecido como tecido adiposo unilocular devido aos adipócitos desse tecido apresentarem gotículas de lipídio únicas em seu citoplasma (Figura 6.1). Essa gotícula única ocupa a maior área do citoplasma dos adipócitos ocasionando o deslocamento do núcleo dessa célula para a extremidade, próximo a membrana plasmática. Importante destacar que o citoplasma dos adipócitos se revela com aparência vazia em fotomicrografias oriundas de cortes histológicos obtidos pela técnica de emblocamento em parafina, devido à remoção das gotículas de lipídio durante o processamento. Os lipídios podem ser preservados por técnicas de cortes de congelação, porém a técnica de parafina é a mais utilizada para atividades didáticas em histologia.

Os adipócitos estão organizados em lóbulos assimétricos circundados por tecido conjuntivo frouxo. É nesse tecido conjuntivo que estão presentes as células da fração estromal-vascular, as fibras nervosas, vasos sanguíneos e linfáticos. O armazenamento de energia é realizado por meio da incorporação de triglicerídeos às gotículas de lipídio, contribuindo para a manutenção dos níveis séricos de ácidos graxos.

Figura 6.1 - Cortes histológico do tecido adiposo branco evidenciando os adipócitos uniloculares (seta) e vasos sanguíneos (áreas circundadas).

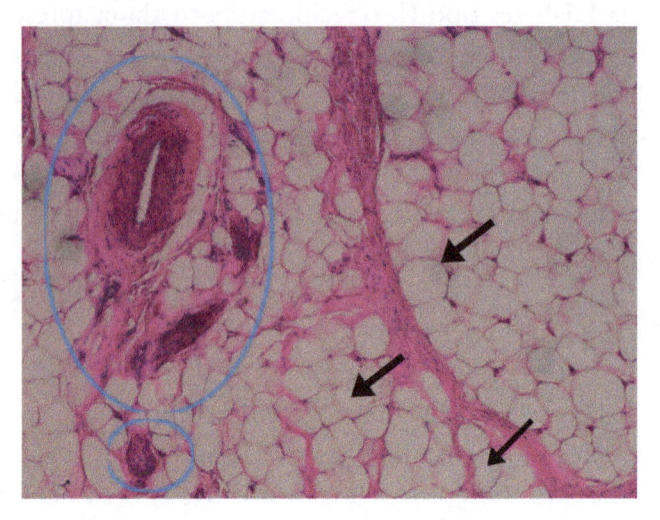

Fonte: Universidade Católica de Petrópolis –
Centro de Ciências da Saúde, 2024.

6.4 Tecido adiposo branco subcutâneo

O tecido adiposo subcutâneo, também conhecido como hipoderme, se localiza logo abaixo da derme, modelando a superfície do corpo. As células-tronco mesenquimais presentes na fração estromal-vascular foram primeiramente descritas no subcutâneo, e devido ao seu fácil acesso por meio de procedimentos de lipoaspiração, tem sido extensivamente estudada e testada em ensaios pré-clínicos (animais) e em clínicos (humanos) quanto ao seu potencial regenerativo.

O tecido adiposo subcutâneo é um órgão que secreta centenas de moléculas com atividade parácrina, sendo a fração estromal-vascular e mais ainda as células-tronco mesenquimais, responsáveis pela maior quantidade dessa secreção. Diversos estudos científicos *in vitro* têm caracterizado o perfil de secreção das células-tronco mesenquimais com o objetivo de utilizar somente os seus produtos de secreção em terapias.

Atualmente, é atribuído à capacidade secretória das mesenquimais o seu potencial regenerativo. Outra característica interessante é a capacidade imunomoduladora das células-tronco mesenquimais. Essa população de células além de não ser reconhecida por células do sistema imune devido ao seu perfil de receptores na membrana plasmática, ainda tem a capacidade de induzir algumas células, tais como os linfócitos T, a um estado de não ativação (anergia).

O tecido adiposo subcutâneo tem se revelado um tecido complexo. Recentemente, foram descritas duas camadas nesse tecido com diferentes contribuições para a sua homeostasia. Essas camadas são anatomicamente separadas por uma faixa de tecido conjuntivo denso derivada da fáscia. A camada mais próxima a derme é denominada superficial e a mais próxima às vísceras denominada de profunda (Figura 6.2).

Figura 6.2 - As diferentes camadas do tecido adiposo subcutâneo.

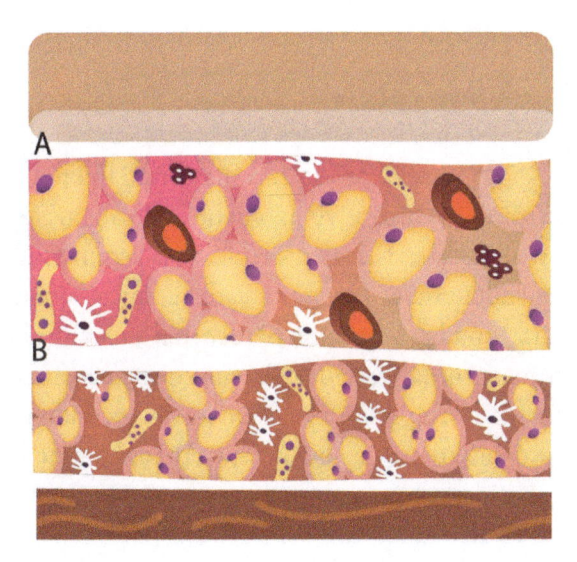

(A) A camada superficial é mais vascularizada enquanto na camada profunda **(B)** as células inflamatórias, como, por exemplo, o macrófago, estão mais presentes.

Fonte: ilustração de Lucas Carvalho Souto, 2024.

Os estudos científicos que se dedicam a analisar separadamente as camadas superficial e profunda têm revelado informações interessantes. Em resumo, a camada superficial tem maior capacidade para a formação de novos adipócitos e vasos sanguíneos, enquanto a camada mais profunda um perfil mais inflamatório e lipolítico, similar ao tecido adiposo visceral como veremos adiante. A camada superficial é a responsável pelo aumento da massa do tecido adiposo durante o processo de ganho de peso. As células-tronco mesenquimais isoladas das camadas superficial e profunda também apresentam comportamentos distintos *in vitro*, como, por exemplo, um alto potencial para a formação de adipócitos a partir das células isoladas da camada superficial, e uma alta taxa de lipólise para as células-tronco mesenquimais da camada profunda. O conhecimento acerca das diferentes subpopulações de células-tronco mesenquimais irá contribuir para a otimização das células isoladas do tecido adiposo subcutâneo como produtos terapêuticos em medicina.

6.5 Tecido adiposo visceral

O tecido adiposo visceral se localiza majoritariamente na cavidade abdominal, próximo aos órgãos vitais, envolvendo alguns destes órgãos. Apesar de as suas características morfológicas serem similares às do tecido adiposo subcutâneo, apresenta características singulares, principalmente relacionadas ao maior percentual de células do sistema imune da fração estromal-vascular. As suas características funcionais mais marcantes são o seu perfil pró-inflamatório, atestado pela secreção de citocinas pró-inflamatórias e sua alta capacidade de lipólise, em particular na obesidade.

O maior percentual de aumento de ganho de massa durante a obesidade ocorre no tecido adiposo subcutâneo devido a sua alta capacidade hiperplásica quando comparado ao visceral. Na literatura científica é discutida uma teoria a respeito desse aumento excessivo do subcutâneo, o qual, pode ser uma tentativa do nosso corpo de manter os níveis de ácidos graxos livres no sangue. Já o tecido adiposo visceral tem uma certa limitação na sua capacidade de expansão, e uma maior tendência à lipólise. Essa tendência à lipólise é agravada durante a obesidade, pois os adipócitos hipertrofiados reduzem a sua capacidade de estocagem de gordura, tornando-os mais lipolíticos. O aumento dos níveis de ácidos graxos na circulação sanguínea, por sua vez, pode induzir a resistência à insulina.

Essa particularidade metabólica dos adipócitos localizados no visceral explica em parte porque o aumento do tecido adiposo visceral, medido pela circunferência da cintura, está relacionado com o desenvolvimento do quadro de síndrome metabólica durante a obesidade. Por exemplo, indivíduos obesos com acúmulo preferencial de gordura na região abdominal são mais propensos a desenvolver Diabetes do tipo II.

6.6 Tecido adiposo pardo ou marrom

O tecido adiposo pardo ou marrom também é conhecido como tecido adiposo multilocular devido ao fato de os adipócitos desse tecido apresentarem múltiplas gotículas de lipídio em seu citoplasma, as quais como observado no tecido adiposo branco, são perdidas durante o processamento histológico (Figura 6.3). Quando comparados aos adipócitos brancos, os encontrados no tecido adiposo marrom são menores em tamanho, sendo o núcleo localizado no centro desse adipócito. Sua aparência marrom é devido à grande quantidade de mitocôndrias localizadas entre as gotículas de lipídio.

Figura 6.3 - Corte histológico do tecido adiposo marrom evidenciando os adipócitos multiloculares (seta).

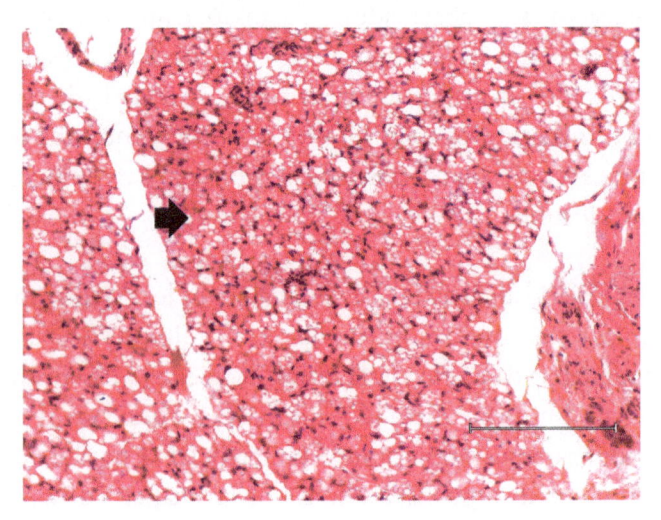

Fonte: Universidade Católica de Petrópolis –
Centro de Ciências da Saúde, 2024.

De maneira similar ao tecido adiposo branco, os adipócitos marrons estão agrupados em lóbulos separados por tecido conjuntivo contendo vasos sanguíneos e fibras nervosas amielínicas. Os adipócitos marrons têm capacidade termogênica, ou seja, são responsáveis pela produção de calor a partir do metabolismo de lipídios. Essa produção de calor ocorre devido à presença de uma proteína transmembrana, a UCP-1 (do inglês, *uncoupling protein 1*). A UCP-1 funciona como um marcador para a identificação dos adipócitos marrons.

Curiosamente, os adipócitos marrons têm uma célula progenitora em comum com as células musculares esqueléticas. Alguns estudos científicos descrevem melhora na adiposidade, resistência à insulina e hiperlipidemia a partir da ativação do tecido adiposo marrom em camundongos. Além disso, estudos com indivíduos obesos e/ou diabéticos descrevem uma menor ativação metabólica do tecido adiposo marrom, levando a hipótese de que a ativação desse tecido poderia ser benéfica no tratamento da obesidade e suas comorbidades. A descoberta recente de um novo fenótipo de adipócitos, o bege, tem sustentado essa hipótese.

Os adipócitos bege têm morfologia semelhante aos adipócitos brancos e a presença da UCP-1, conferindo a estas células capacidade termogênica similar aos adipócitos marrons. Diferentemente dos adipócitos marrons, contam com célula progenitora em comum com o tecido adiposo branco, sendo encontrados majoritariamente no subcutâneo, e em menores quantidades no visceral. A formação do adipócito bege pode ser induzida por meio de catecolaminas, e a sua formação no tecido adiposo branco, conhecida como *browning* tem sido investigada como uma possibilidade terapêutica para doenças metabólicas, incluindo a obesidade. Mais informações sobre os adipócitos beges podem ser encontradas no Box 6.3.

BOX 6.1 — CÉLULAS-TRONCO MESENQUIMAIS

As células-tronco mesenquimais foram primeiramente descritas na medula óssea (Box 7.1) e em 2001 no tecido adiposo subcutâneo. Devido ao seu fácil acesso por meio de procedimentos de cirurgia plástica, e de um maior rendimento relacionado ao número de células isoladas, essa fonte de células-tronco mesenquimais é a segunda mais utilizada na literatura científica. Atualmente a presença de células-tronco mesenquimais já foi descrita virtualmente em todos os órgãos, em uma localização preferencial – ao redor de vasos sanguíneos. Contudo, as células-tronco mesenquimais encontradas no tecido adiposo subcutâneo têm suas particularidades. Por exemplo, quando comparadas às células de medula óssea são mais comprometidas a se tornarem adipócitos enquanto as de medula óssea a se tornarem osteoblastos. Contudo, a ciência dispõe hoje de ferramentas biotecnológicas, sejam em formato de moléculas, materiais ou até mesmo processos, para estimular as células-tronco mesenquimais a seguir em vias de diferenciação não relacionadas ao seu tecido de origem, respeitando, é claro o seu potencial de diferenciação (ex.: multipotente ou pluripotente), conforme explicado no Box 3.1. Também é importante mencionar que o tecido adiposo representa o maior depósito de células-tronco mesenquimais descrito até hoje no organismo adulto, não por causa da sua imensa capacidade de expansão, mas devido a sua ampla distribuição pelo corpo, quando consideramos o tecido adiposo subcutâneo. Na verdade, o aumento de massa do tecido adiposo em índices não saudáveis (p. ex. obesidade) prejudica a qualidade dessas células-tronco mesenquimais, as quais acabam incorporando um fenótipo pró-inflamatório, característico da obesidade.

BOX 6.2 — ENGENHARIA DE TECIDO ADIPOSO

O tecido adiposo é frequentemente utilizado em procedimentos de cirurgia plástica para preenchimento de volume e recentemente para rejuvenescimento. A caracterização das células-tronco mesenquimais do tecido adiposo subcutâneo levou ao desenvolvimento de estratégias para a engenharia do tecido adiposo, tendo como principal objetivo a reconstrução do próprio tecido adiposo (p. ex., perda ocasionada pelo processo de envelhecimento). Estas estratégias são baseadas no uso de diferentes tipos de biomateriais associados às células-tronco mesenquimais. A maior parte dos estudos científicos já publicados revelam resultados promissores em modelos animais, com formação de tecido adiposo e vasos sanguíneos no local do implante. Apesar dos recentes avanços da engenharia de tecido adiposo, o enxerto de gordura continua sendo a estratégia mais utilizada na rotina médica. Atualmente alguns médicos têm empregado o uso de uma população heterogênea de células do tecido adiposo – a fração estromal-vascular em associação aos enxertos de gordura.

As estratégias livres de arcabouço, os esferoides e organoides, também têm sido utilizadas como modelos de tecido adiposo, principalmente para o mimetismo da inflamação que acontece nesse tecido durante a obesidade. Os modelos 3D de tecido adiposo obeso têm sido desenvolvidos para a descoberta e testes de medicamentos.

BOX 6.3 — TECIDO ADIPOSO BEGE

Além da sua incrível capacidade de expansão, também podemos considerar o tecido adiposo como um tecido com certo grau de plasticidade celular, encontrado até mesmo em suas células maduras, os adipócitos. Desde a década de 1980, a capacidade de desdiferenciação do adipócito já era descrita em ensaios de laboratório. Os cientistas se utilizavam dessa capacidade para o isolamento e expansão de células progenitoras, chamadas de pré-adipócitos.

É importante lembrar que as células-tronco só foram descritas nesse tecido a partir de 2001 (Box 6.1). Porém, somente há alguns anos é que foi demonstrada essa capacidade de desdiferenciação dos adipócitos *in vivo*, ou seja, como um mecanismo fisiológico desse tecido durante a amamentação, o crescimento de cabelos e o reparo de feridas na derme. Essa desdiferenciação estimula o processo de lipólise, normalmente aumentado durante a obesidade, porém, ainda é desconhecido pela ciência se esse fenômeno também ocorre durante o jejum, perda de peso ou cicatrização de feridas em outros tecidos.

O mais interessante é que estudos recentes revelam que a plasticidade do tecido adiposo vai além da desdiferenciação dos adipócitos e alcança até mesmo o fenômeno de transdiferenciação, que ocorre quando uma célula madura adquire o fenótipo e função de uma outra linhagem de célula madura. Após estudos que demonstraram a presença de tecido adiposo pardo em humanos adultos, foi descrito também a presença de adipócitos no tecido adiposo branco com características funcionais dos adipócitos encontrados no tecido adiposo pardo. Estas células foram nomeadas de adipócitos beges, remetendo a uma mistura de características oriundas dos adipócitos dos tecidos branco e pardo. O adipócito bege está presente no tecido adiposo branco, em maiores quantidades no subcutâneo e pode ser identificado por meio da expressão da proteína UCP-1 e assim como o adipócito do tecido pardo, dissipa energia na forma de calor ao desacoplar o gradiente de prótons mitocondrial da respiração mitocondrial. Recentemente foram descritas vias termogênicas independentes da UCP-1 além disso vias distintas de termogênese entre os adipócitos pardo e bege.

Relacionado ao mecanismo de formação de adipócitos beges no tecido adiposo branco, foi observado além do processo de transdiferenciação explicado acima, também o processo de diferenciação a partir de células progenitoras. Os resultados obtidos a partir de modelo animal de camundongos revelam que adipócitos beges são gerados a partir de células progenitoras como resposta à adaptação ao frio. A mesma população de adipócitos beges mudam a sua morfologia e perfil de expressão gênica para adipócitos brancos após o aumento da temperatura de exposição dos camundongos. Os cientistas descreveram uma população de células progenitoras bipotentes, ou seja, células capazes de se tornar adipócitos brancos ou beges dependendo das condições ambientais. Além da temperatura, outras condições ambientais podem interferir com esse processo de formação de adipócitos. Por exemplo, uma dieta rica em gorduras estimula a geração de adipócitos brancos, enquanto a ativação de receptores beta3-adrenérgicos estimula a geração de adipócitos beges. Uma descoberta surpreendente é que uma outra população de células progenitoras de adipócitos beges foi observada no músculo esquelético com aparentemente diferentes funções metabólicas dos adipócitos beges encontrados no tecido adiposo branco. Ainda há muito a ser explorado pela ciência sobre os adipócitos beges.

CAPÍTULO 7

SANGUE

Leandra Baptista

7.1 Medula óssea

A medula óssea é um tipo de tecido conjuntivo especializado derivado do mesoderma. A medula óssea se localiza entre as trabéculas ósseas de maneira difusa sendo responsável pela produção de células sanguíneas. As células progenitoras mesodérmicas dão origem às células do tecido conjuntivo, incluindo as células do estroma da medula óssea. As células progenitoras hematopoiéticas dão origem às células sanguíneas.

No embrião, a produção de células ocorre inicialmente no saco vitelino e posteriormente no fígado, antes da formação da medula óssea. A medula óssea é formada no embrião durante o processo de ossificação endocondral. Durante esse processo, há intenso remodelamento ósseo, com síntese e reabsorção de matriz. O remodelamento resulta na formação de trabéculas nas zonas de osso esponjoso. As células-tronco mesenquimais e hematopoiéticas migram até as zonas de osso esponjoso, preenchendo as trabéculas e culminando na formação da medula óssea.

No organismo adulto os dois tipos de células-tronco, as mesenquimais (origem mesodérmica) e as hematopoiéticas, coexistem espacialmente e funcionalmente na medula óssea, sendo responsáveis pela produção de células sanguíneas, processo conhecido como hematopoiese.

7.2 Microambientes da medula óssea

As células sanguíneas e estromais da medula óssea estão ancoradas em uma matriz extracelular de tecido conjuntivo frouxo, sendo a porção fibrosa constituída majoritariamente por fibras reticulares (colágeno do tipo III), sintetizada pelas células do estroma. O estroma da medula óssea é responsável pela regulação da hematopoiese. As células do estroma interagem com as células hematopoiéticas por meio de moléculas de adesão e da síntese de fatores de crescimentos e citocinas, os quais estão diretamente envolvidos no processo de diferenciação das células sanguíneas. A primeira evidência do papel das células estromais na regulação da hematopoiese data de 1966. Os pesquisadores transplantaram células do estroma da medula óssea na cápsula renal de roedores. Esse transplante foi responsável pela formação de ossículos contendo células hematopoiéticas derivadas do hospedeiro, formando o que chamamos de medula óssea ectópica.

Entre as células do estroma que têm origem mesenquimal podemos citar: osteoblastos, fibroblastos ou células reticulares, células acumuladoras de gordura, miofibroblastos, células endoteliais e as células musculares lisas da parede vascular. Os macrófagos presentes no estroma são derivados dos progenitores mieloides, da linhagem monocítica/macrofágica. As células-tronco mesenquimais fazem parte da população de células estromais e assim como as células-tronco hematopoiéticas são capazes de autorrenovação e de diferenciação para as linhagens do mesoderma (Box 7.1). Têm localização preferencial próximo ao osso e associada a vasos (Figura 7.1).

O perfil molecular e de secreção das populações de células estromais é responsável pela compartimentalização das diferentes linhagens de células hematopoiéticas da medula óssea, formando diferentes microambientes de células, primeiramente descritos como ilhas de diferenciação por Leon Weiss em 1976 (Figura 7.2). Células hematopoiéticas em diferentes estágios de diferenciação podem ser encontradas em áreas distintas da medula óssea (Figura 7.1).

Outro componente estrutural importante são os capilares do tipo sinusoides. Os sinusoides apresentam a lâmina basal descontínua e intervalos entre as células endoteliais, o que facilita a passagem de moléculas grandes e células. A saída de células hematopoiéticas da medula óssea é contínua assim como a entrada. Por exemplo, após processos de ativação de linfócitos B em linfonodos, parte dessas células retornam a medula óssea, constituindo a população de plasmócitos. As fibras nervosas também estão presentes na medula óssea, mas o seu papel na regulação da hematopoiese é ainda pouco conhecido.

Figura 7.1 - Esquema da medula óssea destacando o microambiente hematopoiético e estromal.

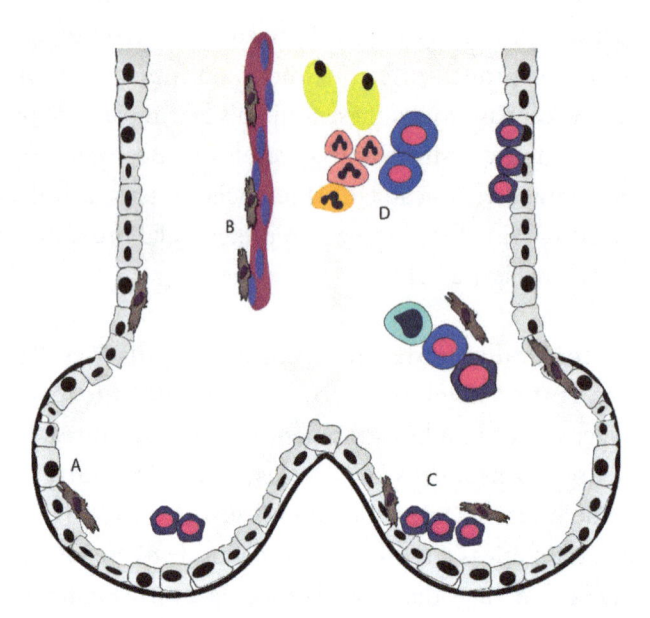

São descritas duas localizações preferencias das células-tronco mesenquimais: próximo aos osteoblastos **(A)** e próximo aos vasos sanguíneos **(B)**. As células hematopoiéticas mais imaturas, incluindo as células-tronco estão em contato com os osteoblastos **(C)**, migrando em direção ao seio venoso central conforme avançam na cascata de diferenciação hematopoiética **(D)**.

Fonte: ilustração de Lucas Carvalho Souto, 2024.

Figura 7.2 - Corte histológico mostrando a medula óssea localizada entre as trabéculas ósseas.

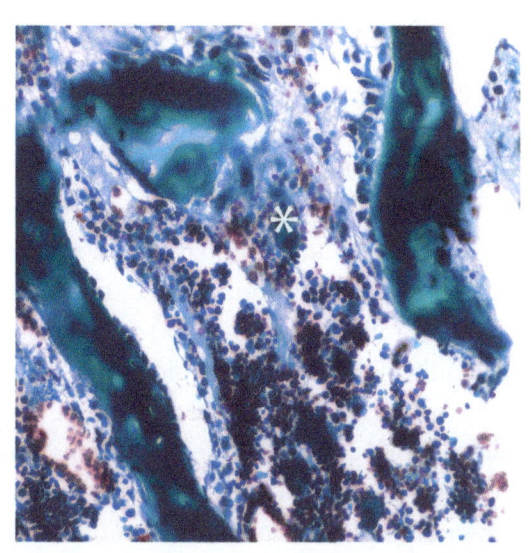

Notar o aspecto de formação de "ilhas" hematopoiéticas (linhas tracejadas) com destaque para a presença de megacariócitos (asterisco), que são as células precursoras de plaquetas.

Fonte: Universidade Católica de Petrópolis –
Centro de Ciências da Saúde, 2024.

7.3 Hematopoiese

As células hematopoiéticas são continuamente formadas devido ao seu tempo limitado na circulação sanguínea. As hemácias têm um tempo de vida aproximado de 120 dias, já as plaquetas de 10 dias. Os leucócitos têm tempo de vida variável, exercendo as suas funções nos tecidos.

Como explicado acima, a formação de diferentes microambientes na medula óssea produz e concentra diferentes perfis de fatores de crescimento e citocinas que podem estimular ou inibir a proliferação e diferenciação das células hematopoiéticas. Além da formaçãode ilhas, é descrito um gradiente de diferenciação/maturação das células hematopoiéticas.

As células-tronco e progenitoras são preferencialmente encontradas na região subendosteal em proximidade com os osteoblastos. Os osteoblastos, por sua vez, são capazes de manter o estágio imaturo e quiescente das células-tronco hematopoiéticas pela interação célula-célula e moléculas sintetizadas. Mudanças no microambiente da medula para estímulos da hematopoese, mudam o perfil dos osteoblastos, estimulando a proliferação das células-tronco hematopoiéticas. Ao proliferar, as células-tronco hematopoiéticas, devido a sua capacidade de autorrenovação (Box 7.1), geram uma célula que ainda mantém o estado imaturo e outra que segue para a diferenciação. As células hematopoiéticas ao longo da cascata de diferenciação se tornam mais maduras, migrando para a região mais central da medula óssea. Ao final do processo de diferenciação, essas células saem da medula óssea pelos sinusoides, alcançando a corrente sanguínea.

A cascata de diferenciação das células hematopoiéticas pode ser classificada como um sistema hierárquico, pois se inicia a partir de uma única célula-tronco gerando células progenitoras, e ao final da cascata, células maduras ou terminalmente diferenciadas. Também é classificado como um sistema unidirecional, porque não foi demonstrado até o momento desdiferenciação, ou seja, a perda de características com um retorno a um perfil mais imaturo. As duas linhagens de progenitores localizados logo abaixo da célula-tronco hematopoiética são os mieloides e linfoides. Ambos os tipos de células progenitoras, conforme avançam na cascata de diferenciação, vão se tornando células progenitoras mais comprometidas para a diferenciação em uma determinada linhagem.

No caso dos progenitores mieloides, estes dão origem às células progenitoras de megacariócitos e hemácias, culminando na produção de plaquetas e de hemácias, respectivamente, e às células progenitoras de granulócitos e monócitos. Por sua vez, essa linhagem de células progenitoras são responsáveis pela formação dos granulócitos, os quais incluem os neutrófilos, basófilos e eosinófilos. Os mastócitos são derivados de células progenitoras já comprometidas com a linhagem dos basófilos. As células progenitoras de monócitos geram os monócitos que caem na corrente sanguínea e, assim que são recrutadas por quimiocinas para os tecidos, assumem o fenótipo de macrófagos. As células progenitoras de granulócitos e monócitos também dão origem a células dendríticas.

Já os progenitores linfoides são capazes de gerar os linfócitos T e B, além de células "natural killer" e células dendríticas. Diferentemente dos linfócitos B, o processo de diferenciação dos linfócitos T é finalizado após a sua saída da medula óssea, no timo. Uma vez finalizado o processo de diferenciação, os linfócitos T e B migram em direção aos órgãos linfoides secundários, onde serão expostas a antígenos, como parte do seu processo de ativação.

7.4 Medula óssea vermelha e amarela

As células estromais, em comparação às células da linhagem hematopoiética são quiescentes e de longa duração. Essas células encontram-se ligadas à matriz extracelular, formando estruturas complexas, multicelulares. Outra diferença marcante entre as células estromais e hematopoiéticas é a plasticidade. Como explicado acima, o sistema hematopoiético de diferenciação é hierárquico e unidirecional; já o sistema estromal é capaz de desdiferenciação. As células estromais uma vez diferenciadas, são capazes de perder certas características fenotípicas e adquirir novas, conhecido como plasticidade. Um exemplo interessante que revela a plasticidade do sistema estromal é a transformação de medula óssea para medula amarela e vice-versa.

Antes do conhecimento acerca da plasticidade das células estromais, já era descrito o progressivo acúmulo de gordura na medula óssea, majoritariamente após a puberdade, devido à diminuição crescente da taxa de hematopoiese. Esse acúmulo de gordura ocorre devido ao acúmulo de gordura no citoplasma das células estromais. A medula óssea amarela é o principal fenótipo encontrado em adultos estando localizada nos ossos longos dos braços e pernas, nos dedos das mãos e dos pés. Até mesmo os locais considerados hematopoieticamente ativos, como, por exemplo, costelas, vértebras e pelve, têm pelo menos metade da sua composição de células estromais de células acumuladoras de gordura.

As células precursoras das células estromais, as células-tronco mesenquimais, ao longo da cascata de diferenciação, podem seguir por duas vias principais: (1) osteogênese, se diferenciando em osteoblastos; (2) células capazes de sustentação da hematopoiese, também conhecidas como células reticulares. As células estromais que sustentam a hematopoiese, podem seguir por mais um estágio de diferenciação, acumulando gordura no citoplasma. Essas células são agora descritas como células acumuladoras de gordura. As células acumuladoras de gordura têm um perfil de secreção de moléculas capaz de atuar na maturação e manutenção das células hematopoiéticas já comprometidas com as vias de diferenciação. Já as células estromais atuam preferencialmente nas populações de células-tronco e progenitoras hematopoiéticas estimulando a sua expansão e diferenciação.

A partir do momento em que se transformam em células acumuladoras de gordura, as células estromais podem reverter o seu fenótipo para um estroma de sustentação de hematopoiese dependendo das condições fisiológicas do organismo. Por exemplo, em quadros clínicos de hemorragia crônica, onde é exigido um aumento da taxa de hematopoiese, a medula óssea é capaz de mudar o seu fenótipo de amarelo para vermelho por meio do processo de desdiferenciação das células estromais.

7.5 Aspectos gerais do sangue e plasma

O sangue é constituído por células sanguíneas e elementos derivados do plasma, incluindo hemácias, leucócitos, plaquetas e plasma. Os leucócitos, fazem parte do sistema imune sendo subclassificados em granulócitos, monócitos e linfócitos.

O plasma é um material extracelular líquido constituído por água, proteínas, eletrólitos, nutrientes e substâncias reguladoras. As proteínas plasmáticas são constituídas principalmente por albumina, globulinas e fibrinogênio. O fibrinogênio produzido no fígado está envolvido nos processos de coagulação sanguínea.

Os granulócitos recebem esse nome devido à presença de grânulos no citoplasma constituindo os neutrófilos, eosinófilos e basófilos. Os neutrófilos representam as células em maior número a invadir por diapedese uma área tecidual de inflamação e exercem sua função por meio da liberação de citocinas e fagocitose. Já os eosinófilos estão envolvidos em reações alérgicas, infecções parasitárias e inflamação crônica. Os basófilos são os granulócitos menos frequentes estando funcionalmente relacionados com o mastócito do tecido conjuntivo.

Os linfócitos representam o tipo de leucócito sem grânulos no citoplasma mais frequente na circulação sanguínea. São subclassificados em T, B e linfócitos *natural killer*. Os linfócitos T estão envolvidos na imunidade celular, o B na produção de anticorpos e as células *natural killer* no ataque às células infectadas por vírus e alguns tipos de células tumorais.

As plaquetas são células derivadas dos megacariócitos, presentes na medula óssea e estão envolvidas na formação de coágulos sanguíneos e reparo do tecido após lesão.

Figura 7.3 - Esfregaço sanguíneo corado May-Grunwald e Giemsa.

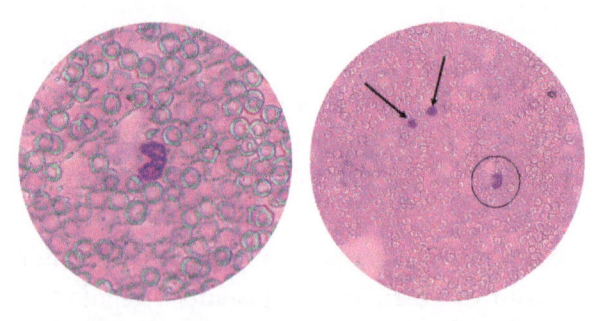

Na imagem à direita, observamos dois linfócitos (setas contínuas) e um monócito (círculo), com o núcleo indentado, todos estes envoltos por hemácias anucleadas. À esquerda, no recorte de maior aumento, destaque para o monócito.

Fonte: Universidade Católica de Petrópolis –
Centro de Ciências da Saúde, 2024.

Figura 7.4 - Esfregaço sanguíneo corado com May-Grunwald e Giemsa.

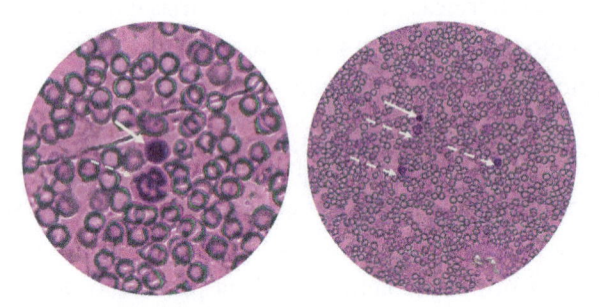

Na imagem à direita, observamos um linfócito (seta contínua), com seu núcleo arredondado, e três neutrófilos (setas tracejadas), com seus núcleos multilobulados, todos estes envoltos por hemácias anucleadas. À esquerda, no recorte de maior aumento, chamamos atenção para o linfócito e o neutrófilo.

Fonte: Universidade Católica de Petrópolis –
Centro de Ciências da Saúde, 2024.

Figura 7.5 - Esfregaço sanguíneo corado com May-Grunwald e Giemsa.

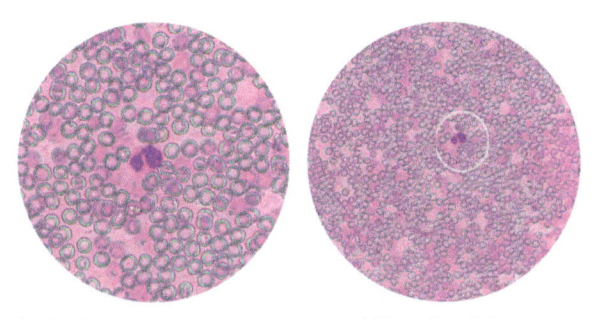

Na imagem à direita, observamos um eosinófilo (círculo), com o núcleo bilo-bulado, envolto por hemácia anucleada. À esquerda, no recorte de maior aumento, chamamos atenção para os grânulos do eosinófilo, visíveis a microscopia óptica.

Fonte: Universidade Católica de Petrópolis –
Centro de Ciências da Saúde, 2024.

BOX 7.1 — CÉLULAS-TRONCO HEMATOPOIÉTICAS E MESENQUIMAIS: DIFERENÇAS, APLICAÇÕES E HOMEOSTASIA NA MEDULA ÓSSEA

A célula-tronco hematopoiética foi o primeiro tipo de célula-tronco adulta descrita. Essa população de células encontra-se distribuída em nosso corpo na medula óssea. No interior da medula óssea, tem uma localização preferencial, em contato íntimo com os osteoblastos. Relacionado ao seu potencial de diferenciação, a célula-tronco hematopoiética é multipotente, ou seja, capaz de gerar todas as linhagens do sangue. A prova de conceito sobre a existência das células-tronco hematopoiéticas foi realizada em modelo animal de camundongo. A medula óssea dos camundongos foi submetida ao processo de irradiação para a remoção de todas as células sanguíneas. Após, uma única célula-tronco previamente selecionada por meio da identificação de um conjunto de receptores da membrana plasmática foi injetada localmente, sendo capaz de geração de novas células sanguíneas. Com esse experimento, foram testadas duas características essenciais das células-tronco: (1) auto renovação, ou seja, são células capazes de gerar novas células idênticas a elas. Essa capacidade da célula-tronco é essencial para a manutenção do seu "estoque" em nossos tecidos; (2) potencial de diferenciação, que no caso da célula-tronco hematopoiética é multipotente para todas as linhagens do sangue.

A célula-tronco mesenquimal, inicialmente conhecida como células estromais foi inicialmente descrita por sua capacidade de gerar colônias de células com morfologia fibroblastoide (morfologia fusiforme, semelhante aos fibroblastos) em laboratório e pelo seu papel na expansão e diferenciação das células sanguíneas. O seu potencial de auto renovação e de diferenciação foram testados *in vitro*. Devido ao seu perfil quiescente *in vivo*, essas células não são sensíveis à irradiação, não sendo possível, portanto, atestar a geração *in vivo* de um novo sistema de células estromais. A capacidade multipotente da célula-tronco mesenquimal foi avaliada por inúmeros trabalhos científicos, sendo capaz de se diferenciar para as linhagens mesodérmicas (conjuntivo, osso, cartilagem e tecido adiposo), devido a sua origem embrionária no folheto mesoderma. A sua capacidade de auto renovação foi avaliada por meio do ensaio de formação de colônias fibroblastoides. Somente em 2007 pesquisadores demonstraram que células-tronco mesenquimais positivas a glicoproteína de superfície celular MUC18, quando injetadas em animais foram capazes de enxertar e gerar novas células, incluindo células associadas a vasos sanguíneos e células do osso, sugerindo uma capacidade de auto renovação *in vivo*.

Ambos os tipos de células-tronco têm aplicações terapêuticas. As células-tronco hematopoiéticas de natureza autóloga e alogênica são frequentemente utilizadas em procedimentos de transplante de medula óssea. Já as células-tronco mesenquimais têm sido testadas em diversos ensaios clínicos de terapia celular para diversos tipos de doenças crônico-degenerativas incluindo doenças autoimunes devido principalmente à capacidade de secreção de fatores regenerativos e anti-inflamatórios dessas células. Uma outra característica atrativa das células-tronco mesenquimais é sua baixa imunogenicidade, devido à baixa expressão de MHC de classe I e moléculas coestimuladoras, além da ausência de expressão de MHC de classe II.

BOX 7.2 — O TRANSPLANTE DE MEDULA ÓSSEA E O SURGIMENTO DA TERAPIA CELULAR

O transplante de medula óssea representa o primeiro protocolo de terapia celular validado e amplamente utilizado na rotina médica. É indicado para o tratamento de doenças que comprometem as células sanguíneas, como, por exemplo, anemia aplástica grave, alguns tipos de leucemia e mielodisplasias, com o principal objetivo de reconstituição do sistema hematopoiético da medula. O transplante de medula óssea também pode ser de natureza autóloga (mesmo doador e receptor). Neste caso, células progenitoras são mobilizadas da medula óssea e coletadas do sangue periférico ou até mesmo a partir de células progenitoras sanguíneas coletadas do sangue de cordão umbilical.

A primeira evidência de plasticidade das células-tronco adultas veio de estudos de transplantes de medula óssea em modelos humanos e animais, em que foi possível distinguir, por meio de diferentes métodos, entre as células do doador e as do recipiente. A análise de diferentes órgãos revelou a presença de células derivadas do doador em diversos tecidos, incluindo epiteliais, coração, trato gastrointestinal e músculo esquelético. Com base nessas evidências, foram levantadas hipóteses de que as células-tronco hematopoiéticas poderiam ser capazes de diferenciação em outros tipos celulares além dos sanguíneos. Contudo, essas hipóteses não foram validadas, e ensaios pré-clínicos e clínicos utilizando células-tronco mesenquimais comprovam um efeito trófico regenerativo em vez de diferenciação para os tipos de células encontrados nos tecidos onde essas células foram enxertadas.

Entre as tecnologias recentes de uso de células hematopoiéticas, podemos destacar a tecnologia CAR-T. Essa tecnologia é derivada da manipulação genética e uso de linfócitos T para o tratamento de tumores. Resumidamente os linfócitos T são coletados do sangue periférico de pacientes e manipulados geneticamente em laboratório. A manipulação genética tem como objetivo aumentar a sensibilidade de reconhecimento das células tumorais pelos linfócitos T, para a sua posterior destruição. Após a manipulação, os linfócitos T são expandidos em laboratório e reinfundidos na corrente sanguínea do paciente. Trata-se de uma terapia autóloga que tem gerado resultados promissores para o tratamento de diversos tipos de câncer do sistema hematopoiético.

CAPÍTULO 8

TECIDOS MUSCULAR E CARDIOVASCULAR

Leonardo Boldrini

INTRODUÇÃO

A histologia dos sistemas muscular e cardiovascular é fundamental para compreender a estrutura e a função dessas estruturas vitais do corpo humano. O sistema muscular é responsável pelo movimento e pela sustentação do corpo, enquanto o sistema cardiovascular é responsável pelo transporte de sangue, oxigênio e nutrientes para todas as partes do organismo. Neste capítulo, exploraremos a visão geral e a classificação dos tecidos musculares, incluindo o músculo estriado esquelético, o músculo estriado cardíaco, o músculo liso e também os vasos sanguíneos.

8.1 Visão geral e classificação dos tecidos musculares

O sistema muscular é composto por três tipos principais de tecidos musculares: músculo estriado esquelético, músculo estriado cardíaco e músculo liso. Em todos os casos são caracterizados por células alongadas especializadas para o processo conhecido como contração. Tal classificação é decorrente da aparência das células contráteis visualizadas num corte histológico:

- O músculo liso não exibe estriações transversais; estão presentes nas vísceras e no sistema vascular, músculos eretores dos pelos e as músculos intrínsecos dos olhos.

- O músculo estriado esquelético e o músculo estriado cardíaco apresentam estriações transversais. O primeiro é a base estrutural funcional dos músculos esqueléticos e o segundo, do coração. Ambos são organizados em sarcômeros e as diferenças entre eles são no tamanho, formato e organização das células, o que será explicado mais à frente.

> **Nota:** alguns autores mencionam a existência do músculo estriado visceral, que é idêntico morfologicamente ao músculo estriado esquelético, porém está restrito a língua, faringe, porção lombar do diafragma e porção superior do esôfago.

8.2 Organização geral dos tecidos musculares

8.2.1 Sarcoplasma

O sarcoplasma é o citoplasma da célula muscular, ou seja, é o fluido gelatinoso que preenche o interior das células musculares, também conhecidas como fibras musculares. Ele é composto por miofilamentos, mitocôndrias, retículo sarcoplasmático, núcleos e outras organelas e moléculas essenciais para o funcionamento do músculo. O sarcoplasma contém quantidades significativas de glicogênio, além de mioglobina, uma proteína que armazena oxigênio nas células musculares.

Na contração muscular, os miofilamentos são as proteínas responsáveis por gerar a força e o movimento ao se deslizarem uns sobre os outros. Os dois principais tipos de miofilamentos envolvidos na contração muscular são a actina e a miosina.

8.2.2 Actina

A actina é uma proteína filamentosa que compõe majoritariamente os miofilamentos finos. Ela é fundamental para a formação da estrutura dos filamentos finos e desempenha um papel importante no processo de contração muscular. Os filamentos finos têm de 6 a 8 nm de diâmetro e 1 μm de comprimento.

Estrutura: é uma proteína globular (actina G) que se organiza em longas cadeias, formando um filamento duplo helicoidal, o filamento fino de actina fibrosa (actina F). Cada filamento fino conta com sítios ativos, onde ocorre a interação com as cabeças de miosina durante a contração.

Função: na contração muscular, a actina se liga à miosina e participa do deslizamento entre os filamentos finos e os filamentos espessos de miosina. Esse deslizamento encurta o sarcômero, que é a unidade funcional dos músculos, resultando na contração muscular.

8.2.3 Miosina

A miosina é uma proteína filamentosa que compõe os miofilamentos espessos. Ela é a principal responsável por gerar a força de contração ao interagir com a actina durante o processo. Os filamentos espessos têm cerca de 15 nm de diâmetro e 1,5 m de comprimento.

Estrutura: tem uma estrutura complexa, sendo formada por duas partes principais: a cabeça e a cauda. A cabeça da miosina tem um sítio de ligação à actina e um sítio de ligação para o ATP (adenosina trifosfato), que fornece a energia necessária para a contração muscular.

Função: durante a contração muscular, a cabeça da miosina se liga à actina, formando uma ponte cruzada. A energia liberada pela hidrólise do ATP permite que a cabeça da miosina se mova, puxando o filamento fino em direção ao centro do sarcômero. Esse processo é repetido várias vezes, encurtando o sarcômero e causando a contração muscular.

8.3 Músculo estriado esquelético

O músculo estriado esquelético é o tipo mais abundante de tecido muscular e está associado aos movimentos voluntários do corpo. Ele é responsável por proporcionar força e controle em atividades como caminhar, correr, levantar objetos e praticar esportes. As fibras musculares estriadas esqueléticas são alongadas, multinucleadas e têm uma aparência estriada. A fibra muscular é, portanto, um sincício multinucleado, e têm o diâmetro variando entre 10 e 100 μm.

8.3.1 Características do músculo estriado esquelético

Contração voluntária: o músculo estriado esquelético é controlado conscientemente pelo sistema nervoso somático, permitindo-nos realizar movimentos de acordo com nossa vontade.

Estriações transversais: a presença de bandas estriadas é resultado da organização altamente estruturada dos filamentos contráteis na forma de sarcômeros, incluindo filamentos de actina e miosina.

Múltiplos núcleos: cada fibra muscular estriada esquelética contém vários núcleos posicionados ao longo da célula, resultado da fusão de células precursoras durante o desenvolvimento muscular. Trata-se de um sincício.

Figura 8.1 - Corte histológico longitudinal de músculo estriado esquelético.

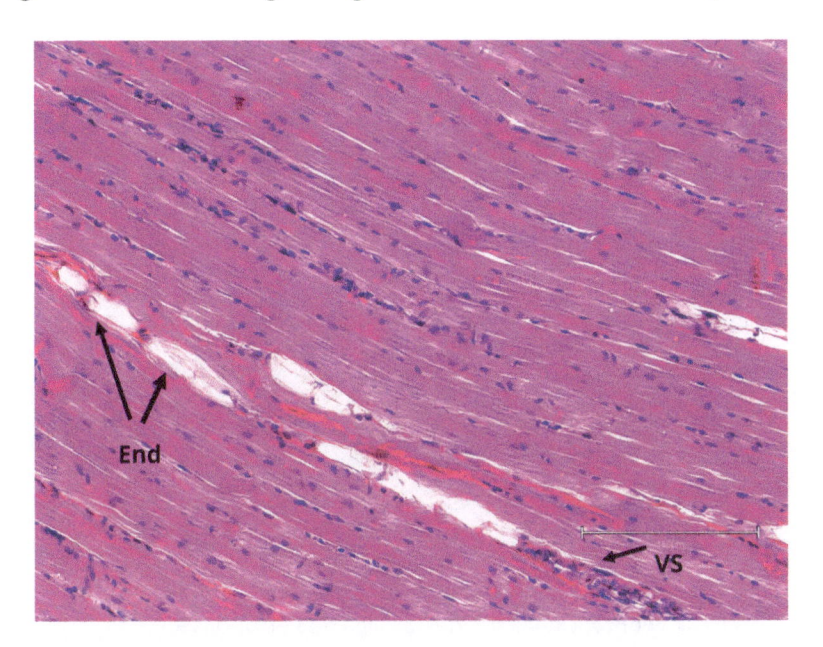

Podemos observar as fibras musculares multinucleadas sobrepostas umas sobre as outras, com os núcleos localizados na periferia destas. As áreas claras correspondem ao endomísio, onde encontramos tecido conjuntivo frouxo circunjacente, fibroblastos e vasos sanguíneos. End: endomísio; VS: vasos sanguíneos. Hematoxilina e eosina.

Fonte: Universidade Católica de Petrópolis –
Centro de Ciências da Saúde, 2024.

Figura 8.2 - Recorte, de maior aumento, de um corte histológico de tecido muscular esquelético. Observem o aspecto estriado das fibras. As faixas escuras correspondem às bandas A de miofibrilas, e as claras são as bandas I, divididas por linhas Z muito delgadas. Hematoxilina e eosina.

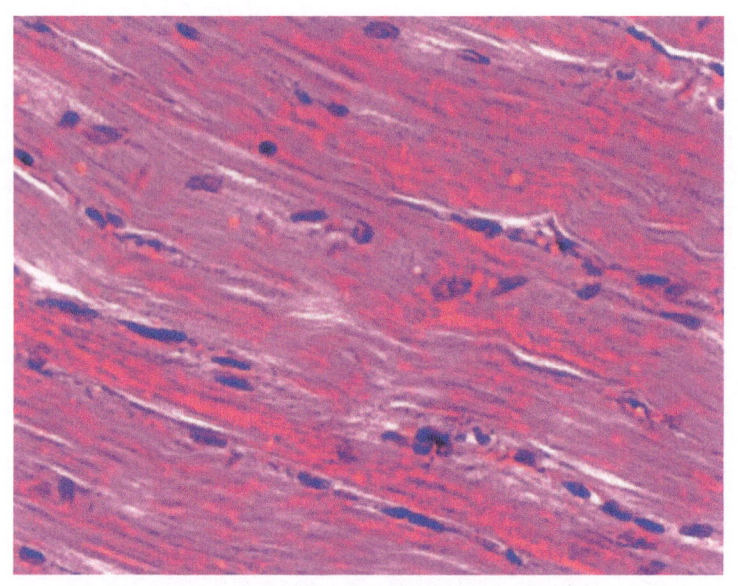

Fonte: Universidade Católica de Petrópolis –
Centro de Ciências da Saúde, 2024.

8.3.2 Organização do tecido muscular esquelético

O tecido muscular esquelético tem diferentes níveis de envoltórios que agrupam as fibras musculares em unidades funcionais. Vamos destacar os principais componentes desse arranjo.

8.3.2.1 Epimísio

O epimísio é uma camada de tecido conjuntivo denso que envolve todo o músculo esquelético. É a camada mais externa do tecido conjuntivo e tem a função de proteger o músculo e fornecer resistência mecânica. Além disso, o epimísio também se funde com os tendões, conectando o músculo ao osso e permitindo a transmissão da força gerada pela contração muscular.

8.3.2.2 Perimísio

O perimísio é uma camada de tecido conjuntivo que envolve fascículos de fibras musculares. Os fascículos são grupos de fibras musculares semelhantes que são agrupadas e envoltos pelo perimísio. Essa camada também contém vasos sanguíneos e nervos que fornecem nutrição e estimulação para as fibras musculares dentro de cada fascículo.

8.3.2.3 Endomísio

O endomísio é a camada mais interna do tecido conjuntivo que envolve cada fibra muscular individualmente dentro de um fascículo. Ele forma uma fina lâmina de tecido ao redor de cada fibra, fornecendo suporte e ajudando a manter as fibras em sua posição correta. O endomísio também contém capilares sanguíneos que fornecem oxigênio e nutrientes diretamente às fibras musculares.

8.3.2.4 Fascículos

Os fascículos são agrupamentos de fibras musculares que são envoltos pelo perimísio. Cada fascículo contém várias fibras musculares alinhadas em paralelo, compartilhando características semelhantes. Essa organização em fascículos é uma forma eficiente de agrupar as fibras musculares, permitindo uma contração coordenada e eficaz do músculo como um todo.

Dessa forma, a organização do tecido muscular esquelético envolve o agrupamento de fibras musculares em fascículos, cada um envolvido pelo perimísio, enquanto todas as fibras do músculo são envolvidas pelo epimísio, proporcionando a estrutura necessária para a função muscular adequada.

Figura 8.3 - Corte histológico transversal do músculo estriado esquelético.

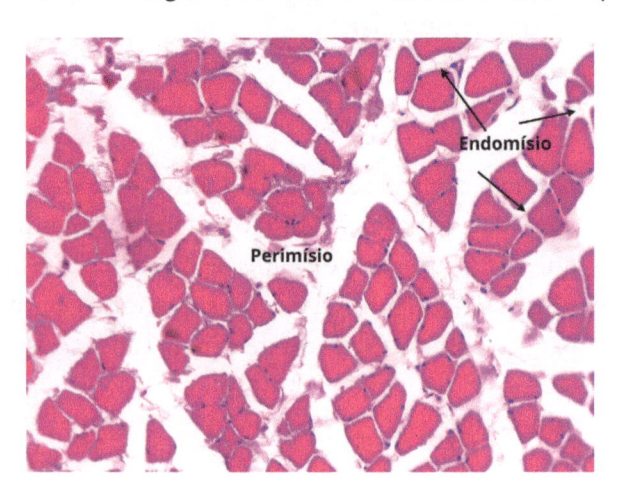

Observe as fibras musculares envoltas individualmente por endomísio e os fascículos de fibras envoltos por perimísio. Chamamos também a atenção para os núcleos periféricos das fibras musculares. 200 x, hematoxilina e eosina.

Fonte: Universidade Católica de Petrópolis –
Centro de Ciências da Saúde, 2024.

8.3.3 Componentes das fibras musculares esqueléticas

8.3.3.1 Sarcômero

O sarcômero é a unidade contrátil e funcional dos músculos estriados, e é encontrado entre duas linhas Z adjacentes. Ele é a menor unidade repetitiva dentro da fibra muscular que é capaz de contrair-se e relaxar-se. O sarcômero é composto por miofilamentos, que são as proteínas contráteis do músculo, sendo a actina e a miosina os principais componentes. A interação entre os filamentos de actina e miosina é o que permite a contração muscular.

A organização dos miofilamentos no sarcômero é a seguinte:

- Os filamentos finos estendem-se a partir de cada linha Z e se projetam em direção ao centro do sarcômero.

- Os filamentos espessos são compostos principalmente por proteínas de miosina. Cada filamento espesso dispõe de cabeças de miosina que se projetam para fora em intervalos regulares ao longo do filamento. Essas cabeças de miosina têm a capacidade de se ligar aos sítios ativos na actina, formando as chamadas pontes cruzadas.

- As linhas Z são discos densos que dividem cada sarcômero, delimitando suas extremidades. Elas são compostas principalmente por proteínas de ancoragem que se ligam aos filamentos finos adjacentes, mantendo-os alinhados e ajudando a manter a estrutura do sarcômero durante a contração.

- As proteínas de ancoragem dos filamentos finos na linha Z de um sarcômero são chamadas de proteínas α-actinina. A α-actinina é uma proteína estrutural que desempenha um papel crucial na manutenção da organização e alinhamento dos filamentos finos de actina, garantindo a estabilidade e a estrutura adequada do sarcômero durante a contração muscular.

- Quando os filamentos finos de actina se organizam em hélices torcidas no sarcômero, as proteínas de α-actinina se ligam ao longo das linhas Z, formando uma espécie de "espinha dorsal" estrutural para o sarcômero. Essas proteínas de ancoragem mantêm os filamentos finos alinhados e ajudam a sustentar a organização regular do sarcômero, permitindo que os filamentos de actina deslizem sobre os filamentos de miosina de maneira coordenada durante a contração muscular. Existem diferentes isoformas de α-actinina, sendo as duas principais encontradas no tecido muscular a α-actinina-2 e a α-actinina-3.

- Além da α-actinina, outras proteínas também podem estar envolvidas na ancoragem dos filamentos finos na linha Z, como a proteína nebulina, que é uma molécula extensa que se estende ao longo dos filamentos finos de actina, auxiliando na sua estabilização e alinhamento.

- Cabe mencionar o papel da distrofina, que está envolvida na formação do complexo proteico conhecido como distrofina-glicoproteína, que atua como uma ponte estrutural entre o citoesqueleto interno da célula muscular e a matriz extracelular circundante. Esse complexo proteico é chamado de complexo distrofina-glicoproteína ou complexo DGC.

- A distrofina ajuda a transmitir as forças geradas durante a contração muscular para os tecidos circundantes, como o tecido conjuntivo e o osso, permitindo que os músculos suportem as tensões geradas durante o movimento. Além disso, o complexo DGC é fundamental para a estabilização da membrana celular durante a contração e relaxamento musculares.

> **Nota:** uma função importante da distrofina é proteger a membrana plasmática das células musculares contra danos mecânicos. Sem a presença adequada da distrofina, as células musculares ficam mais vulneráveis a lesões durante a contração, o que pode levar à degeneração celular e ao enfraquecimento progressivo dos músculos. Isso é particularmente evidente em doenças genéticas conhecidas como distrofias musculares, como a Distrofia Muscular de Duchenne (DMD) e a Distrofia Muscular de Becker (DMB), onde mutações no gene da distrofina resultam na produção inadequada ou ausência da proteína. Essas doenças causam a degeneração progressiva dos músculos e podem levar à perda da capacidade de caminhar e realizar atividades motoras básicas.

8.3.3.2 Inervação do tecido muscular estriado esquelético

A inervação do tecido muscular estriado esquelético ocorre por meio de um conjunto de neurônios motores e terminações nervosas especializadas chamadas de unidades motoras. Cada unidade motora consiste em um neurônio motor alfa e todas as fibras musculares estriadas que ele inerva. Os neurônios motores alfa estão localizados na medula espinal, onde seus corpos celulares se encontram no chamado "corno anterior" da substância cinzenta da medula espinhal.

Quando o cérebro emite um comando para um determinado músculo se contrair, os neurônios motores alfa recebem esse sinal e, em resposta, liberam neurotransmissores (principalmente acetilcolina) na junção neuromuscular, também conhecida como placa motora. A junção neuromuscular é a área onde o neurônio motor se conecta com a fibra muscular estriada.

A liberação de neurotransmissores na junção neuromuscular provoca a despolarização da membrana da fibra muscular, gerando um potencial de ação que se propaga ao longo da fibra muscular através do sistema de túbulos transversos (túbulos T). Esses potenciais de ação resultam na liberação do cálcio no retículo sarcoplasmático, estimulando a interação entre os filamentos de actina e miosina, o que leva à contração muscular.

É importante notar que a inervação do tecido muscular estriado esquelético é voluntária, o que significa que podemos controlar conscientemente quando e como os músculos se contraem. Essa capacidade de controle voluntário nos permite realizar uma ampla variedade de atividades físicas, desde movimentos finos e delicados até movimentos amplos e poderosos.

8.4 Histologia do músculo estriado esquelético em corte longitudinal

Ao se observar o corte longitudinal do músculo estriado esquelético ao microscópio, é possível apreciar a organização hierárquica do tecido muscular, desde o epimísio, passando pelos fascículos, endomísio, até as fibras musculares individuais. A presença dos sarcômeros dentro das fibras musculares é o que confere ao músculo estriado esquelético sua aparência estriada.

Vamos descrever as principais características encontradas nesse tipo de corte:

Fascículo: ao observar o corte longitudinal, você notará que o músculo está organizado em fascículos. Os fascículos são agrupamentos de fibras musculares semelhantes, envoltos pelo perimísio, que contém vasos sanguíneos e nervos que fornecem suprimento e inervação para as fibras musculares dentro de cada fascículo.

Endomísio: dentro de cada fascículo, você encontrará uma camada de tecido conjuntivo delicado chamado endomísio. O endomísio envolve cada fibra muscular individualmente, fornecendo suporte e permitindo que as fibras musculares se contraiam de maneira independente umas das outras.

Fibras musculares: as fibras musculares são as células contráteis do músculo estriado esquelético. No corte longitudinal, elas aparecem como estruturas alongadas, paralelas umas às outras e são agrupadas dentro de cada fascículo. Cada fibra muscular é multinucleada, contendo vários núcleos ao longo de sua extensão.

Sarcômeros: são observados como estriações no interior das fibras musculares.

Núcleos: os núcleos das fibras musculares estão localizados ao longo da periferia da célula, justamente abaixo do sarcolema, que é a membrana plasmática da célula muscular.

Figura 8.4 - Corte histológico longitudinal de músculo estriado esquelético.

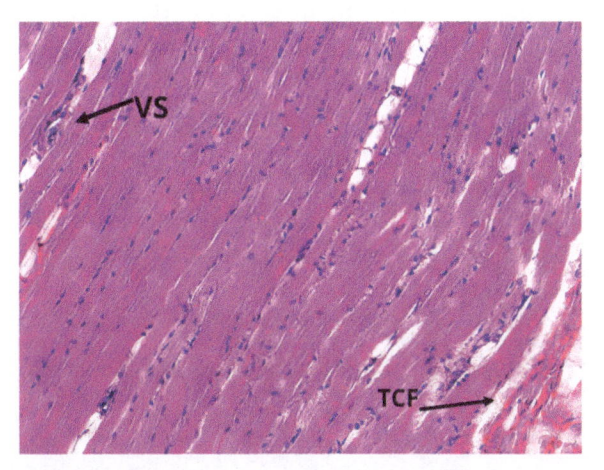

Neste corte, podemos observar as fibras musculares com seus núcleos periféricos e estriações, assim como o endomísio e o perimísio com tecido conjuntivo frouxo (TCF) e vasos sanguíneos (VS). Hematoxilina e eosina.

Fonte: Universidade Católica de Petrópolis –
Centro de Ciências da Saúde, 2024.

8.5 Histologia do músculo estriado esquelético em corte transversal

No corte transversal, as fibras musculares são vistas como círculos ou elipses, dependendo do ângulo do corte. Cada uma dessas fibras musculares é uma célula multinucleada e alongada que se estende por todo o comprimento do músculo. Os núcleos das fibras musculares estão localizados na periferia da célula, imediatamente abaixo do sarcolema, a membrana plasmática da célula muscular.

O sarcolema é a membrana plasmática que envolve cada fibra muscular individualmente. Ele é visível como uma linha fina ao redor de cada fibra muscular no corte transversal.

O sarcoplasma é o citoplasma da célula muscular e preenche o espaço entre o sarcolema e os miofilamentos. No corte transversal, o sarcoplasma é visto como uma área clara no centro da fibra muscular.

Os núcleos das fibras musculares são visíveis como pontos escuros ao longo da periferia do sarcoplasma.

Os sarcômeros são visualizados como estriações preenchendo quase a totalidade do sarcoplasma.

Figura 8.5 - Cortes histológicos de músculo estriado esquelético.

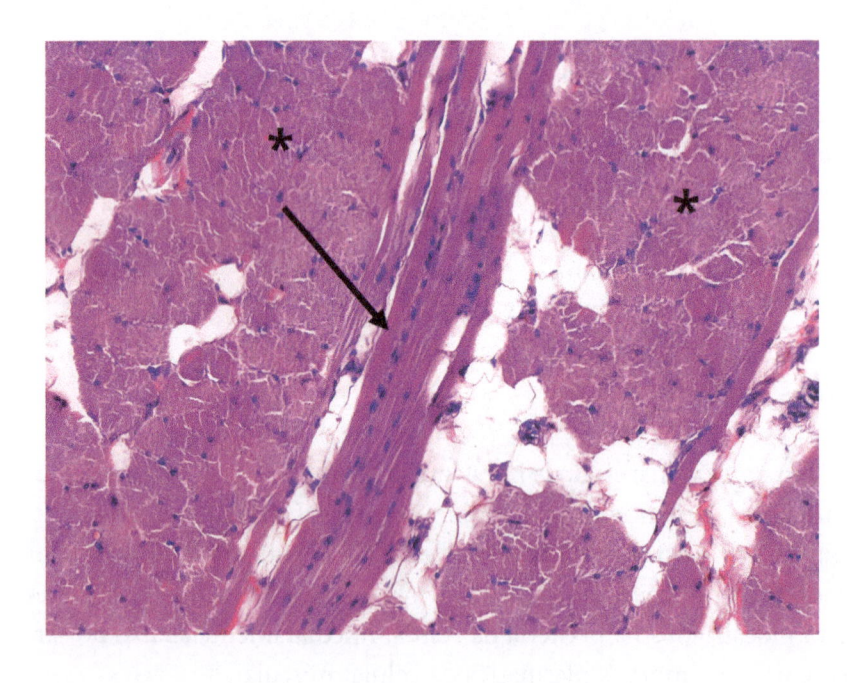

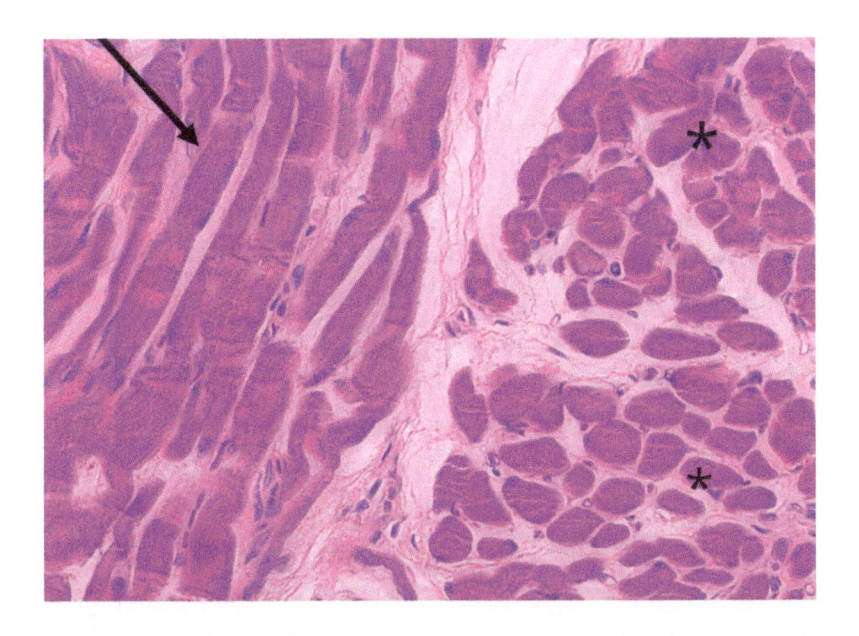

Nas imagens podemos observar fibras musculares em corte longitudinal (setas), onde as estriações são bem mais visíveis do que no corte transversal (asteriscos), que compõem a maior parte do campo investigado. No transversal, destaque para os núcleos localizados na periferia, o formato elipsoide, o endomísio recobrindo as fibras e o perimísio envolvendo fascículos. Hematoxilina e eosina.

Fonte: Universidade Católica de Petrópolis –
Centro de Ciências da Saúde, 2024.

8.6 Tipos de fibras musculares estriadas esqueléticas

As fibras musculares esqueléticas são classificadas em diferentes tipos com base em suas características contráteis e metabólicas. As principais categorias são as fibras tipo I, tipo IIA e tipo IIB (também conhecidas como tipo IIX). Essas diferenças estão relacionadas às suas propriedades funcionais e suas adaptações para diferentes tipos de atividades físicas. Vamos diferenciá-las:

8.6.1 Fibras tipo I (fibras de contração lenta)

Características contráteis: as fibras tipo I são conhecidas como fibras de contração lenta devido ao seu tempo de contração mais lento em relação às outras fibras. Elas são altamente resistentes à fadiga e podem manter a contração por um longo período, sendo ideais para atividades aeróbicas de longa duração.

Metabolismo: essas fibras são ricas em mitocôndrias, o que lhes permite gerar energia de forma eficiente por meio do metabolismo aeróbico (utilizando oxigênio). Elas têm grande quantidade de mioglobina, o que confere a cor vermelha às fibras.

Atividades: as fibras tipo I são especialmente adaptadas para atividades de resistência, como corrida de longa distância e atividades aeróbicas de baixa intensidade.

8.6.2 Fibras tipo IIA (fibras de contração rápida oxidativa)

Características contráteis: as fibras tipo IIA têm uma taxa de contração mais rápida do que as fibras tipo I, mas ainda têm boa resistência à fadiga em comparação com as fibras tipo IIB.

Metabolismo: elas também têm um alto teor de mitocôndrias e mioglobina, permitindo um metabolismo predominantemente aeróbico, embora com maior capacidade para utilização de glicose anaeróbica do que as fibras tipo I.

Atividades: as fibras tipo IIA são responsáveis por atividades de resistência de intensidade moderada e por exercícios que exigem força e velocidade, como corridas de média distância e esportes que envolvem saltos e movimentos rápidos.

8.6.3 Fibras tipo IIB (fibras de contração rápida glicolítica ou tipo IIX):

Características contráteis: as fibras tipo IIB têm uma taxa de contração rápida e são altamente adaptadas a movimentos explosivos e de alta intensidade. No entanto, elas são mais suscetíveis à fadiga e têm menor capacidade de resistência do que as fibras tipo I e IIA.

Metabolismo: essas fibras têm menor quantidade de mitocôndrias e mioglobina, dependendo mais do metabolismo anaeróbico (sem oxigênio) e glicolítico para gerar energia rapidamente.

Atividades: as fibras tipo IIB são responsáveis por atividades de curta duração e alta intensidade, como levantamento de peso, sprints e outras atividades explosivas.

Cada indivíduo tem uma mistura de diferentes tipos de fibras musculares, com a proporção relativa dependendo de diversos fatores, incluindo genética, treinamento físico e estilo de vida. A distribuição desses tipos de fibras influencia a capacidade de um indivíduo de desempenhar diferentes tipos de atividades físicas e é um fator importante para determinar as capacidades atléticas e o desempenho em diversos esportes e exercícios.

8.7 Músculo estriado cardíaco

O músculo estriado cardíaco é encontrado exclusivamente no coração e é responsável por manter a circulação sanguínea por meio de contrações rítmicas e coordenadas. As células musculares cardíacas são ramificadas e apresentam estriações transversais semelhantes às do músculo esquelético, mas geralmente contêm apenas um ou dois núcleos.

O coração é um órgão muscular oco e essencial no sistema cardiovascular, responsável por bombear sangue para todo o corpo. A histologia do coração é composta por três camadas principais: o pericárdio, o miocárdio e o endocárdio.

8.7.1 Pericárdio

O pericárdio é a camada externa do coração e consiste em duas partes: o pericárdio fibroso e o pericárdio seroso. O pericárdio fibroso é uma camada densa de tecido conjuntivo resistente que envolve o coração e ajuda a protegê-lo contra traumas externos. O pericárdio seroso é uma camada dupla que envolve a superfície externa do coração e forma uma bolsa fechada em torno dele. Essa bolsa é chamada de cavidade pericárdica e contém um líquido lubrificante chamado líquido pericárdico, que reduz o atrito durante os movimentos do coração.

8.7.2 Miocárdio

O miocárdio é a camada média do coração e é composto principalmente por tecido muscular cardíaco. As células musculares cardíacas são chamadas de cardiomiócitos e são responsáveis por realizar as contrações rítmicas e coordenadas do coração para bombear o sangue. O miocárdio é uma camada espessa e altamente contrátil, permitindo que o coração se contraia e relaxe de forma eficaz para impulsionar o sangue através do sistema circulatório. O suprimentode sangue para o miocárdio é assegurado pelas artérias coronárias que se ramificam ao longo da superfície do coração.

Figura 8.6 - Corte histológico do coração, evidenciando o miocárdio composto de fibras musculares estriadas e o pericárdio recobrindo-o externamente. Eosina.

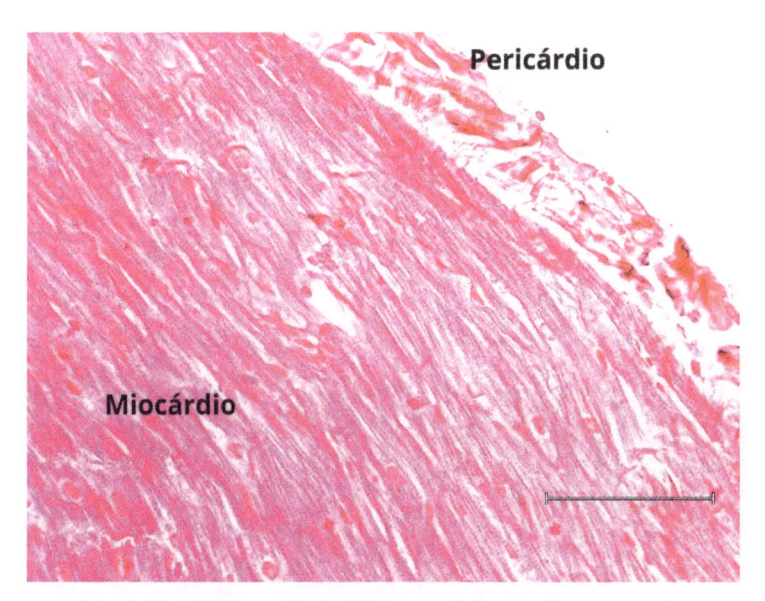

Fonte: Universidade Católica de Petrópolis –
Centro de Ciências da Saúde, 2024.

8.7.3 Endocárdio

O endocárdio é a camada interna do coração e é composto por tecido epitelial simples conhecido como endotélio. Essa camada reveste as cavidades internas do coração, incluindo os átrios e ventrículos. O endocárdio também cobre as válvulas cardíacas que controlam o fluxo sanguíneo dentro do coração, evitando o refluxo do sangue e garantindo o direcionamento adequado do fluxo durante o ciclo cardíaco.

Figura 8.7 - Corte histológico do coração, evidenciando o miocárdio composto de fibras musculares estriadas e o pericárdio recobrindo-o externamente. Eosina.

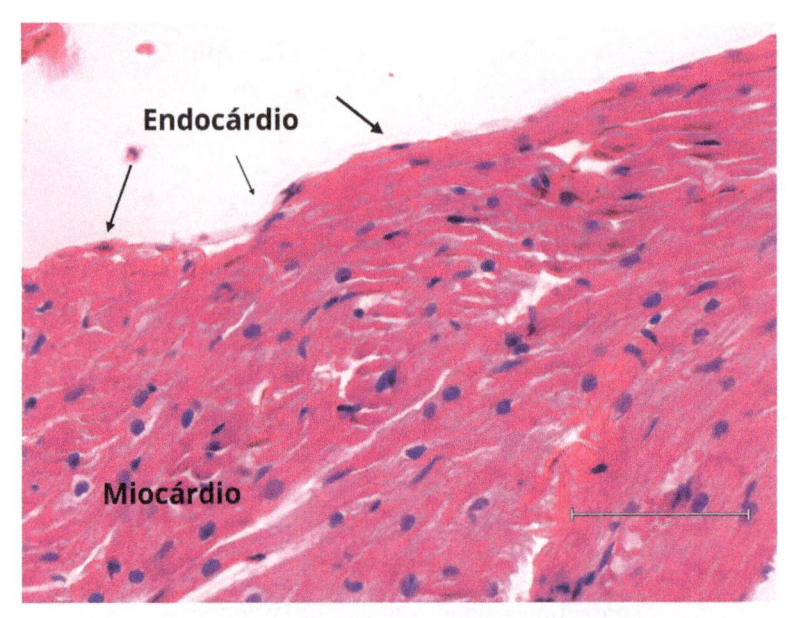

Corte longitudinal do músculo estriado cardíaco. Observem os núcleos centralizados e as estriações nas fibras musculares do miocárdio. No endocárdio, chamamos a atenção para o epitélio pavimentoso simples composto por endotélio. Hematoxilina e eosina.

Fonte: Universidade Católica de Petrópolis – Centro de Ciências da Saúde, 2024.

8.7.4 Características do músculo estriado cardíaco

Contração involuntária: o músculo estriado cardíaco é controlado pelo sistema nervoso autônomo, mas também tem células especializadas, os marca-passos cardíacos, que geram impulsos elétricos rítmicos para a contração cardíaca.

Estriações transversais: as estrias transversais são resultado da organização ordenada dos filamentos contráteis, garantindo a eficiência das contrações cardíacas.

Núcleos: cada célula muscular cardíaca geralmente tem um ou dois núcleos, localizados centralmente na célula.

8.7.5 Organização do tecido muscular estriado cardíaco

O tecido muscular cardíaco, também conhecido como miocárdio, é uma forma especializada de tecido muscular que compõe a camada média do coração. Sua organização única permite que o coração se contraia de forma coordenada e rítmica para bombear sangue eficientemente por todo o corpo. Aqui estão algumas características importantes da organização do tecido muscular cardíaco:

Cardiomiócitos: as células que constituem o tecido muscular cardíaco são chamadas de cardiomiócitos. Essas células têm uma forma alongada e são ramificadas, permitindo que elas se conectem umas às outras e formem uma rede funcional.

Discos intercalares: os cardiomiócitos se conectam uns aos outros por meio de estruturas especializadas chamadas discos intercalares. Os discos intercalares contêm junções comunicantes, também conhecidas como junções tipo gap, que permitem a rápida transmissão de sinais elétricos entre as células adjacentes. Essa conexão elétrica é essencial para a coordenação das contrações do coração.

Contração sincronizada: devido à presença dos discos intercalares e das junções comunicantes, os cardiomiócitos podem se contrair sincronizadamente, como uma unidade funcional. Quando um cardiomiócito é estimulado a se contrair, o impulso elétrico é rapidamente transmitido para os cardiomiócitos vizinhos, fazendo com que eles também se contraiam. Esse mecanismo assegura que as contrações do coração sejam coordenadas e ocorram de maneira rítmica.

Miofibrilas: assim como o tecido muscular estriado esquelético, as miofibrilas estão organizadas em sarcômeros, e seguem os mesmos processos lá descritos para que ocorra a contração.

Inervação e estímulo: o tecido muscular cardíaco é inervado pelo sistema nervoso autônomo, que regula a frequência cardíaca e a força das contrações. O nódulo sinoatrial (ou nó sinoatrial), localizado no átrio direito, é considerado o "marcapasso natural" do coração, pois gera impulsos elétricos regulares que iniciam as contrações rítmicas. Ele faz parte do chamado Sistema de Purkinje, que detalharemos logo a seguir.

8.8 O sistema de Purkinje do coração

O sistema de Purkinje, também conhecido como rede de Purkinje ou fibras de Purkinje, é uma parte crucial do sistema de condução elétrica do coração. Ele é responsável por transmitir rapidamente os impulsos elétricos gerados pelo nódulo sinoatrial (o "marcapasso natural" do coração) para as câmaras inferiores do coração, os ventrículos. Esses impulsos elétricos coordenam e sincronizam as contrações do miocárdio ventricular, permitindo que o coração se contraia de forma eficiente e bombeie o sangue para todo o corpo.

8.8.1 Aspectos histológicos do sistema de Purkinje

Características celulares: as células do sistema de Purkinje, conhecidas como células de Purkinje ou fibras de Purkinje, são grandes e têm uma aparência característica. Elas são fusiformes e são mais finas que os cardiomiócitos que constituem o miocárdio. As células de Purkinje têm poucas miofibrilas contráteis em comparação com os cardiomiócitos, mas contêm uma grande quantidade de fibras de condução elétrica.

Localização: o sistema de Purkinje está localizado na camada subendocárdica do miocárdio ventricular, próxima ao endocárdio. Essa localização permite uma propagação rápida e eficiente dos impulsos elétricos das células de Purkinje para os cardiomiócitos vizinhos no miocárdio.

Discos intercalares: as células de Purkinje também têm discos intercalares que permitem a rápida propagação dos impulsos elétricos entre elas, permitindo uma condução elétrica eficiente e sincronizada.

Riqueza em glicogênio: as células de Purkinje são ricas em glicogênio, o que lhes confere um aspecto mais claro quando observadas ao microscópio. Essa riqueza em glicogênio é uma adaptação que sustenta a alta demanda energética do sistema de condução elétrica do coração.

O sistema de Purkinje desempenha um papel fundamental na coordenação dos batimentos cardíacos e garante que as contrações ventriculares ocorram de forma ordenada e sincronizada. A rápida propagação dos impulsos elétricos através do sistema de Purkinje é essencial para o funcionamento adequado do coração como uma bomba eficiente que fornece sangue oxigenado a todo o corpo. Eventuais disfunções no sistema de Purkinje podem levar a arritmias e outras condições cardíacas que afetam negativamente a capacidade do coração de bombear sangue de forma eficiente.

8.9 Histologia do músculo estriado cardíaco em corte longitudinal

Nesse tipo de corte, podemos observar algumas das principais características do tecido muscular cardíaco, incluindo os cardiomiócitos (células musculares cardíacas), os discos intercalares e as miofibrilas.

Cardiomiócitos: eles são alongados, ramificados e têm núcleos ovais localizados no centro das células. Essa disposição nuclear é diferente da encontrada no músculo esquelético, onde os núcleos estão localizados nas extremidades das células.

Estriações: as estriações podem ser observadas ao longo das fibras musculares cardíacas.

Discos intercalares: eles aparecem como faixas transversais claras ao longo das fibras musculares cardíacas no corte longitudinal.

Núcleos: os núcleos aparecem centralizados.

A presença de estriações transversais e discos intercalares é um aspecto distintivo do músculo estriado cardíaco e permite identificá-lo facilmente em cortes histológicos.

Figura 8.8 - Corte longitudinal do músculo estriado cardíaco.

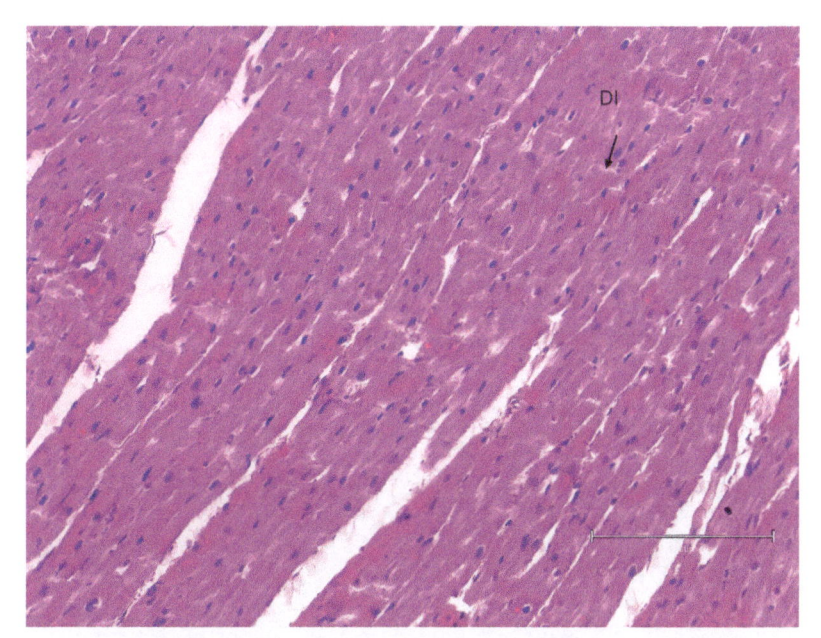

Observem os núcleos centralizados dos cardiomiócitos, as estriações e os discos intercalares (DI). Hematoxilina e eosina.

Fonte: Universidade Católica de Petrópolis –
Centro de Ciências da Saúde, 2024.

8.10 Histologia do músculo estriado cardíaco em corte transversal

Cardiomiócitos: têm formato irregular e estão agrupadas em feixes e intimamente justapostas, sendo circundadas por tecido conjuntivo ricamente vascularizado.

Núcleos: os cardiomiócitos são uninucleados ou binucleados, localizados no centro do sarcoplasma.

Tecido conjuntivo: o miocárdio é circundado e sustentado por tecido conjuntivo, incluindo colágeno e fibras de elastina. Esse tecido fornece suporte estrutural e ajuda a manter a forma e a integridade do coração.

Fibras de Purkinje: podem ser observadas e já foram descritas anteriormente.

Figura 8.9 - Corte histológico transversal do miocárdio.

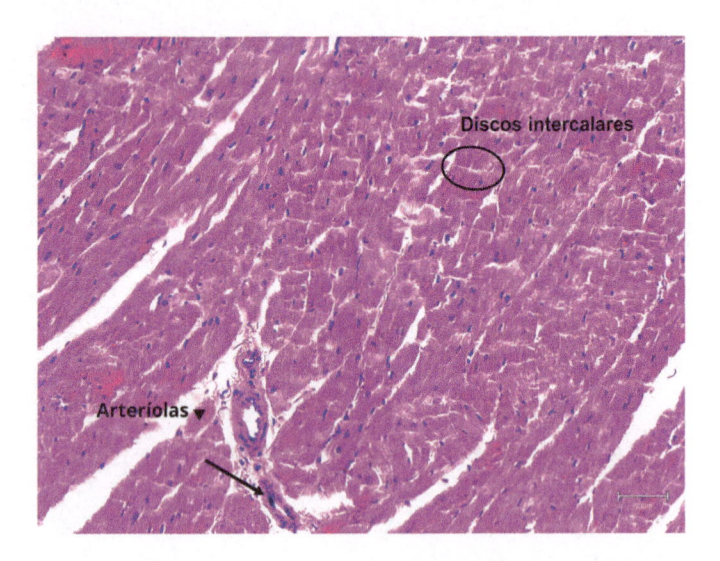

Observem os cardiomiócitos com os núcleos centralizados e suas estriações, os discos intercalares e os vasos sanguíneos (arteríolas) localizadas no tecido conjuntivo. Hematoxilina e eosina.

Fonte: Universidade Católica de Petrópolis – Centro de Ciências da Saúde, 2024.

8.11 Músculo liso

O músculo liso é encontrado nas paredes de órgãos internos, como o trato gastrointestinal, vasos sanguíneos, útero e vias respiratórias, regulando o calibre desses órgãos ocos.

8.11.1 Características do músculo liso

Células fusiformes: as células do tecido muscular liso são alongadas e fusiformes, o que significa que são células finas e em formato de fuso. Cada célula de músculo liso conta com citoplasma eosinofílico e um único núcleo central, e que, em células contraídas, têm morfologia preguada. O diâmetro das células varia entre 3 e 10 μm. Quanto ao comprimento, varia de 20 μm nas paredes dos vasos sanguíneos até 500 μm no útero gravídico.

Ausência de estrias transversais: a não organização em sarcômeros dos filamentos contráteis resulta na ausência de estrias, o que confere ao músculo liso sua aparência suave ao microscópio.

Contração involuntária: o músculo liso é controlado pelo sistema nervoso autônomo e pode responder a estímulos sem a intervenção consciente.

Capacidade de alongamento: o tecido muscular liso tem a capacidade de relaxar e contrair de forma significativa, permitindo a adaptação a mudanças no volume do órgão ou estrutura em que está presente.

Inervação: a inervação ocorre frequentemente pelo sistema nervoso autônomo e, na maioria das áreas, nem todas as células são inervadas, com o ramo de uma fibra nervosa autônoma suprindo grupos de várias células e a propagação da excitação ocorre entre junções comunicantes dessas células.

Figura 8.10 - Corte histológico de bexiga. Podemos evidenciar o músculo liso envolvendo o urotélio.

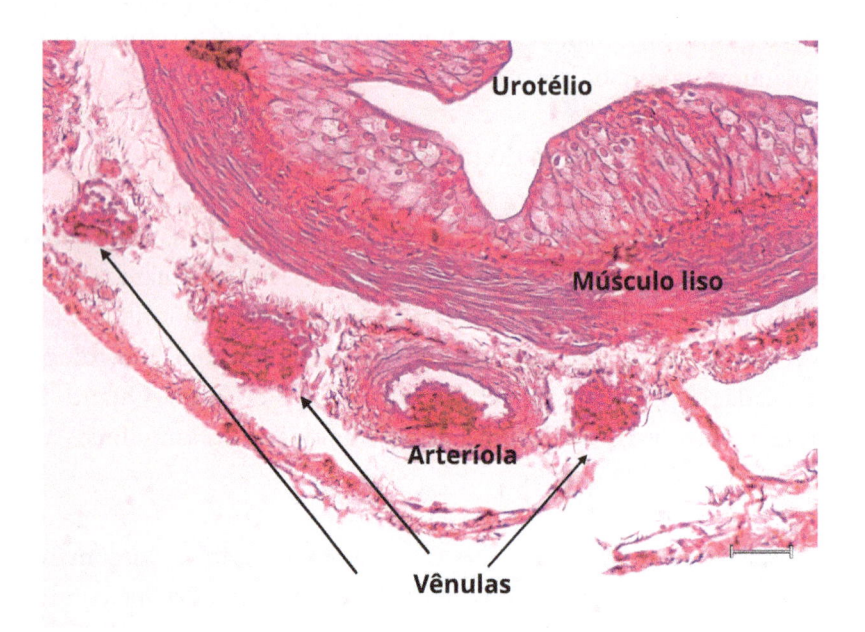

Observem que as fibras musculares não apresentam estriações. As células musculares lisas são fusiformes, e os respectivos núcleos também seguem esse padrão no corte. Externamente ao músculo liso, observamos o tecido conjuntivo que está recobrindo a bexiga, com a presença de uma arteríola e vênulas representativas da vascularização desse órgão. Hematoxilina e eosina.

Fonte: Universidade Católica de Petrópolis –
Centro de Ciências da Saúde, 2024.

Figura 8.11 - Recorte, em maior aumento, da figura anterior.

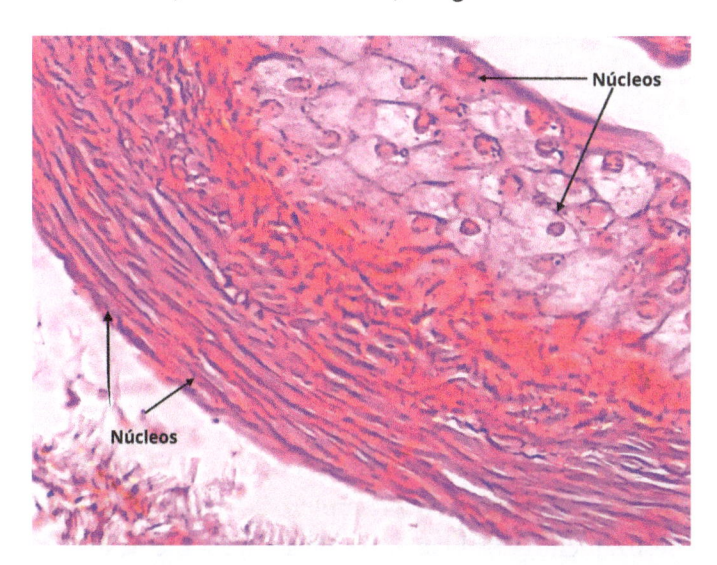

Aqui queremos destacar o aspecto fusiforme dos núcleos das células musculares lisas em comparação com os núcleos arredondados do urotélio. Hematoxilina e eosina.

Fonte: Universidade Católica de Petrópolis –
Centro de Ciências da Saúde, 2024.

8.11.2 Contração no tecido muscular liso

O processo de contração do tecido muscular liso é diferente do processo de contração do tecido muscular estriado (esquelético e cardíaco). A contração do tecido muscular liso é um processo intrínseco e regulado por fatores locais, hormonais e nervosos. Aqui está uma descrição geral do processo de contração do tecido muscular liso:

Estímulo para contração: a contração do tecido muscular liso é desencadeada por estímulos específicos, que podem ser de origem nervosa, hormonal ou até mesmo devido a alterações no ambiente local do tecido.

O complexo cálcio-calmodulina: quando o tecido muscular liso recebe o estímulo para contrair, o cálcio é liberado a partir de reservatórios intracelulares, como o retículo sarcoplasmático. O processo de contração do músculo liso é ativado pelo íon cálcio e a combinação entre cálcio e calmodulina ativa a miosina quinase a qual fosforila as cadeias leves de miosina.

Fosforilação da miosina: a ativação da miosina ocorre por meio da fosforilação, um processo no qual grupos fosfato são adicionados à miosina. A fosforilação da miosina permite que ela se ligue aos filamentos de actina, que estão presentes no citoplasma das células musculares lisas.

Formação do complexo actomiosina: a miosina fosforilada se liga aos filamentos de actina, formando o complexo actomiosina. Essa interação causa o deslizamento dos filamentos de actina sobre os filamentos de miosina, resultando em um encurtamento da célula muscular lisa.

Contração: a formação do complexo actomiosina e o encurtamento da célula levam à contração do tecido muscular liso. Ao contrário dos músculos estriados, a contração do músculo liso pode ser sustentada por períodos mais longos, sem fadiga, e ocorre de forma mais suave e lenta.

Relaxamento: o relaxamento do tecido muscular liso ocorre quando o cálcio é bombeado de volta para os reservatórios intracelulares ou é removido do citoplasma por meio de transporte ativo. Esse processo faz com que a miosina perca sua afinidade pela actina, desfazendo o complexo actomiosina e permitindo que a célula se relaxe.

A contração do tecido muscular liso é fundamental para diversas funções fisiológicas, incluindo a regulação do fluxo sanguíneo, a movimentação de materiais no trato gastrointestinal e a contração do útero durante o parto. Esse tipo de contração é regulado por vários mecanismos, o que permite que o tecido se adapte às necessidades específicas de cada órgão ou sistema em que está presente.

8.12 Vasos sanguíneos

O sistema vascular é composto pelo sistema arterial, o sistema venoso e os capilares. A seguir vamos apresentar os aspectos histológicos desses vasos.

8.12.1 Sistema arterial

8.12.1.1 Artérias elásticas

As artérias elásticas são vasos sanguíneos de grande calibre e alta elasticidade, com um grande lúmen em relação à espessura de sua parede e conduzem o sangue do coração às artérias musculares. Histologicamente, são organizadas em três camadas:

Túnica íntima: a superfície luminal é representada por um epitélio simples pavimentoso denominado endotélio, que se apoia sobre uma lâmina basal, por sua vez envolvida por um tecido conjuntivo frouxo contendo fibras elásticas, colágenas e substância fundamental, além de fibroblastos e ocasionais células musculares lisas. Envolvendo o tecido conjuntivo, temos uma lâmina elástica interna, que separa as túnicas íntima e média.

Túnica média: a camada média das artérias elásticas é abundante em fibras elásticas, concentricamente dispostas, que conferem grande elasticidade ao vaso, permitindo que ele se expanda para acomodar o fluxo sanguíneo impulsionado pelas contrações cardíacas e depois retorne ao seu tamanho original. Células musculares lisas entre as fibras são encontradas e são responsáveis pela síntese da matriz extracelular. Destacamos também as fibras colágenas, responsáveis por conferir força tênsil e resistência à parede vascular. Essa camada é proporcionalmente mais espessa nas artérias elásticas em comparação com outras artérias.

Túnica adventícia: é composta por tecido conjuntivo frouxo com predominantes fibras colágenas e fibroblastos espalhados. Contém pequenos vasos sanguíneos, denominados *vasa vasorum*, e capilares linfáticos.

Figura 8.12 - Corte histológico de artéria aorta, que é a maior artéria elástica do corpo humano.

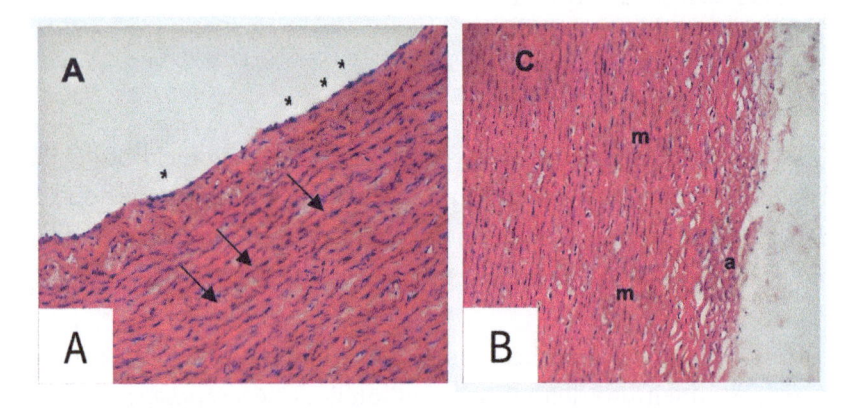

A) Os asteriscos chamam atenção para o endotélio vascular, estruturado como um epitélio pavimentoso simples na camada íntima. As setas chamam a atenção para as células musculares lisas localizadas na camada média. **B)** Destaque para as células musculares lisas (m) e a camada adventícia (a), que reveste a camada média da aorta. Em **A** e **B**, chamamos atenção para a difícil distinção entre os limites da camada média em relação às camadas íntima e adventícia, o que é característico na histologia das artérias elásticas. Hematoxilina e eosina.

Fonte: próprio autor, 2024.

Figura 8.13 - Cortes histológicos de artérias aortas, coradas com orceína **(A)** e azul de alciano **(B)**.

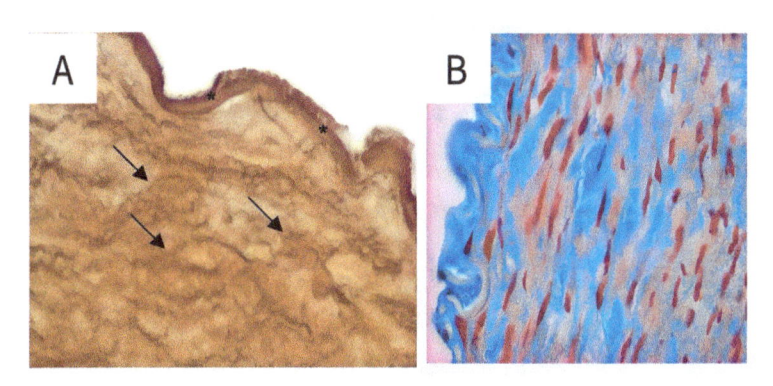

A) Destacamos com asterisco a lâmina elástica interna, e, com as setas, fibras elásticas dispersas na camada média. A orceína é um corante específico para fibras elásticas, evidenciando-as com a cor marrom. **B)** O azul de alciano evidencia a presença de glicosaminoglicanos na camada média. As células musculares lisas são evidenciadas quando coramos os seus respectivos núcleos com vermelho neutro.

Fonte: próprio autor, 2024.

8.12.1.2 Artérias musculares

As artérias musculares, que conduzem o sangue aos capilares, são os vasos que podem variar significantemente o tamanho do seu lúmen em resposta a demandas funcionais. Tal condição se deve a grande concentração de células musculares lisas em sua túnica média. Assim como as artérias elásticas, são organizadas em três camadas:

Túnica íntima: é composta por endotélio, apoiado numa lâmina basal, circundado por tecido conjuntivo frouxo. Ao contrário da artéria elástica, dispõe de lâmina elástica interna bem delimitada. Ela separa a túnica íntima da média e se apresenta como uma faixa fenestrada de elastina que geralmente exibe ondulações devido à contração da camada de células musculares lisas da túnica média.

Túnica média: é majoritariamente composta por células musculares lisas, variando entre 3-4 camadas em pequenas artérias e 20-40 nas artérias maiores. Entre as células, há fibras elásticas e colágenas, com fibroblastos ocasionais. No limite com a túnica adventícia, observamos uma lâmina elástica externa.

Túnica adventícia: é composta por tecido conjuntivo frouxo, que se mescla com o tecido conjuntivo circunjacente.

Figura 8.14 - Corte histológico de artéria ilíaca, representando a estrutura de uma artéria muscular.

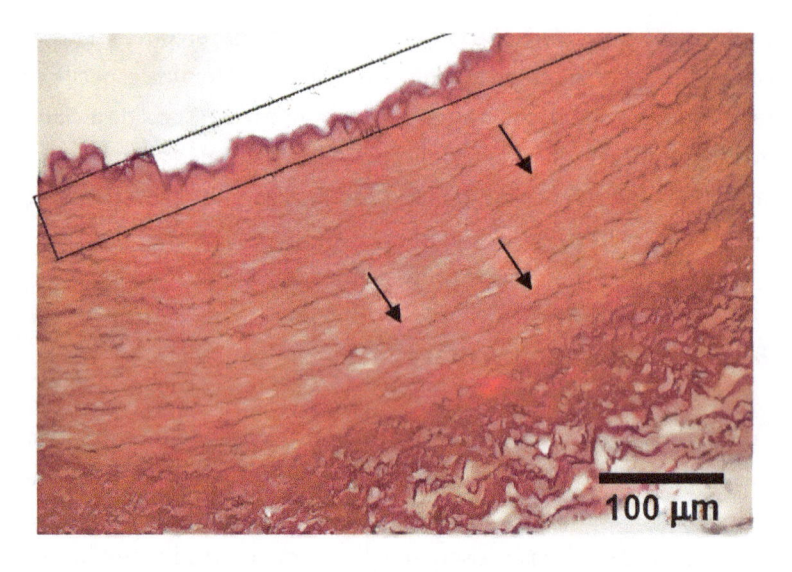

Observem que as três camadas são observadas nitidamente nesse tipo de vaso. O pontilhado evidencia a lâmina elástica interna, as setas fibras elásticas da camada média, que ficam localizadas entre as camadas de células musculares lisas.

Fonte: próprio autor, 2024.

8.12.1.3 Arteríolas

As arteríolas são os vasos sanguíneos menores e mais estreitos do sistema circulatório, que se ramificam a partir das artérias musculares e se conectam aos capilares. Suas principais características histológicas incluem:

Camada média espessa: as arteríolas têm uma camada média relativamente espessa composta de células musculares lisas organizadas em apenas uma ou duas camadas circulares. A contração e relaxamento dessas células regulam o fluxo sanguíneo e a pressão arterial.

Lúmen estreito: o lúmen das arteríolas é estreito em comparação com as artérias maiores, resultando em maior resistência ao fluxo sanguíneo. Essa resistência é um dos principais fatores envolvidos na regulação do fluxo sanguíneo para os capilares e tecidos.

As características histológicas específicas das artérias elásticas, artérias musculares e arteríolas refletem suas funções no sistema circulatório, incluindo a regulação do fluxo sanguíneo, a manutenção da pressão arterial e o fornecimento de sangue aos tecidos do corpo.

Uma arteríola pode ser bem observada num corte histológico na Figura 8.10.

8.12.2 Capilares

A histologia dos capilares é marcada por sua estrutura simples e papel crucial na troca de substâncias entre o sangue e os tecidos do corpo. Os capilares são os vasos sanguíneos mais finos e microscópicos do sistema circulatório. Eles conectam as arteríolas às vênulas, formando uma extensa rede capilar que está presente em quase todos os tecidos do corpo.

PRINCIPAIS CARACTERÍSTICAS HISTOLÓGICAS DOS CAPILARES

Parede capilar delgada: os capilares têm a menor espessura de parede entre todos os vasos sanguíneos. A parede é composta por apenas uma camada de células endoteliais, formando um tubo oco que permite a passagem de sangue e substâncias através dela.

Endotélio: o endotélio é uma camada de células endoteliais que reveste internamente a parede do capilar. Essas células são altamente especializadas para facilitar a troca de substâncias entre o sangue e os tecidos adjacentes. O endotélio permite a passagem de oxigênio, nutrientes, hormônios e outras moléculas do sangue para os tecidos, bem como a remoção de dióxido de carbono e produtos metabólicos dos tecidos para o sangue.

BOX 8.1 — TIPOS DE CAPILARES: DEPENDENDO DA MOR-FOLOGIA DO ENDOTÉLIO, ELES SÃO CLASSIFICADOS EM:

Capilares contínuos: estes são os capilares mais comuns e estão presentes em muitos tecidos do corpo, como músculos, pele, sistema nervoso central e pulmões. Eles têm uma parede endotelial contínua sem espaços intercelulares significativos. Os capilares contínuos são responsáveis pela troca seletiva de substâncias através de transportadores e vesículas transportadoras, permitindo um controle preciso da passagem de moléculas.

Capilares fenestrados: esses capilares apresentam pequenas aberturas ou poros (fenestras) em suas paredes endoteliais. Essas aberturas permitem uma troca mais rápida e livre de moléculas entre o sangue e os tecidos. Os capilares fenestrados são encontrados em órgãos que requerem alta taxa de transferência de substâncias, como os rins (glomérulos renais) e o trato gastrointestinal.

Capilares sinusoides: os capilares sinusoides têm uma estrutura mais irregular e espaçosa. Eles são encontrados em órgãos com função de filtragem, armazenamento e remoção de células sanguíneas, como o fígado, o baço e a medula óssea. Esses capilares têm grandes espaços entre as células endoteliais e permitem a passagem de células sanguíneas inteiras, proteínas e outras substâncias de grande porte.

Lâmina basal: logo abaixo das células endoteliais, há uma fina camada de lâmina basal que ajuda a dar suporte e estabilidade ao endotélio.

Diâmetro estreito: o diâmetro dos capilares é tão estreito que muitas vezes apenas um único glóbulo vermelho pode passar por eles de cada vez. Essa estreiteza do lúmen capilar permite que as células sanguíneas e as moléculas se aproximem das paredes capilares, facilitando a troca eficiente de substâncias.

Redes capilares ramificadas: os capilares formam redes altamente ramificadas e densas nos tecidos, permitindo que praticamente todas as células do corpo fiquem próximas a um capilar. Essa extensa rede garante uma ampla área de superfície para a troca eficiente de substâncias entre o sangue e os tecidos.

8.12.3 Sistema venoso

A histologia das veias e vênulas é caracterizada por algumas diferenças em relação à histologia das artérias e arteríolas. As veias e vênulas são vasos sanguíneos que transportam o sangue de volta ao coração, sendo parte essencial do sistema circulatório.

PRINCIPAIS CARACTERÍSTICAS HISTOLÓGICAS DAS VEIAS E VÊNULAS

Parede mais delgada: em comparação com as artérias, as veias e vênulas têm paredes mais finas. Elas são compostas por três camadas principais: a camada íntima, a camada média e a camada adventícia.

Camada íntima: é a camada mais interna das veias e vênulas, composta principalmente por células endoteliais. O endotélio reveste internamente o vaso sanguíneo e está em contato direto com o sangue que flui por ele.

Camada média: nas veias e vênulas, é menos desenvolvida em comparação com as artérias. Geralmente, contém menos células musculares lisas e menos tecido elástico. Essa camada é responsável por controlar o diâmetro do vaso e pode auxiliar no retorno do sangue ao coração.

Camada adventícia: é a camada mais externa das veias e vênulas, composta principalmente por tecido conjuntivo, fibras colágenas e fibras elásticas. Essa camada proporciona suporte estrutural ao vaso e permite que ele se adapte às mudanças no volume de sangue.

Válvulas venosas: algumas veias, especialmente as presentes nos membros inferiores, dispõem de válvulas venosas. Estas válvulas são dobras das paredes internas do vaso e têm a função de impedir o refluxo do sangue, direcionando-o em direção ao coração. Isso é especialmente importante nas veias das pernas, onde a gravidade exerce pressão adicional na circulação venosa.

Lúmen mais amplo: o lúmen das veias e vênulas é geralmente mais amplo em comparação com as artérias. Isso permite que as veias acomodem um volume maior de sangue e, portanto, tenham maior capacidade de armazenar sangue, atuando como reservatórios.

As veias e vênulas desempenham um papel fundamental no transporte do sangue de volta ao coração, permitindo que o sistema circulatório mantenha um fluxo contínuo e eficiente. A histologia desses vasos reflete suas funções específicas no sistema circulatório, incluindo a capacidade de acomodar grandes volumes de sangue, o papel das válvulas venosas na prevenção do refluxo e o papel da camada média na regulação do diâmetro do vaso.

Vênulas podem ser bem observadas num corte histológico na Figura 8.10.

BOX 8.2 — SCAFFOLDS ELETROCONDUTORES PARA APLICAÇÃO EM BIOENGENHARIA CARDÍACA

Uma função única dos tecidos musculares é a sua capacidade de contração em resposta a sinais elétricos. Isso torna extremamente importante a capacidade do *scaffold* permitir a condução de sinais elétricos de alguns biomateriais, como os nanopolímeros, carbono, metais, entre outros, inclusive na forma de hidrogéis. Eles promovem proliferação e diferenciação de células responsivas a estímulos elétricos, como células musculares. Os *scaffolds* eletrocondutores foram desenvolvidos mediante a incorporação de nanotubos de carbono, metais, grafeno e nanopolímeros condutores, para gerar novos nanocompósitos, sendo os nanotubos de carbonos os que mais despertam interesse por possuírem uma grande resistência, elasticidade e condutividade elétrica. Vale ressaltar que a toxicidade potencial desse biomaterial é preocupante e precisa ser mais bem estudada.

BOX 8.3 — BIOENGENHARIA DE VASOS SANGUÍNEOS

Próteses vasculares de pequeno calibre ($\leq$ 5 mm de diâmetro) ainda constituem um problema a ser resolvido na área de bioengenharia tecidual. São os casos de cirurgias cardíacas e de substituição de vasos distais ao joelho. Os enxertos sintéticos disponíveis no mercado (Dacron, E-Ptfe) apresentam péssimos resultados para esses pequenos vasos, com oclusão deles por formação de trombos após poucas semanas após os implantes. O mesmo ocorre com artérias decelularizadas de humanos ou suínos. Tal fato se deve à ausência de endotélio recobrindo a face luminal do vaso. Deste modo, uma abordagem combinada de arcabouço, seja polimérico (PCL, PGA, PLGA, PLCL etc.), seja derivado da natureza (vasos, ureteres ou submucosa intestinal), com semeadura de células endoteliais têm sido as tentativas recorrentes na última década, embora os estudos em grandes animais ainda não tenham demonstrado muito sucesso em longo prazo (mais que 12-24 meses).

CAPÍTULO 9

TECIDO NERVOSO

Ronaldo J. F. C. do Amaral

9.1 Organização geral do sistema nervoso

O tecido nervoso tem como função geral organizar e coordenar as funções do organismo, sejam elas motoras, viscerais, endócrinas ou psíquicas. Dessa forma, ele detecta, transmite, analisa e utiliza informações geradas pelos diversos estímulos sensoriais. Dividimos o sistema nervoso em sistema nervoso central, formado pelo encéfalo, medula espinal e partes neurais do olho, e sistema nervoso periférico, que pode ser dividido em somático (contendo os nervos espinais e craniais) e autônomo (contendo o sistema simpático e parassimpático).

De maneira geral, ao olharmos uma imagem histológica de tecido nervoso, observamos os corpos celulares de neurônios e a área correspondente ao neurópilo (Figura 9.1).

Figura 9.1 - Histologia do tecido nervoso evidenciando o corpo celular do neurônio (seta) e neurópilo com os prolongamentos celulares e núcleos de células gliais.

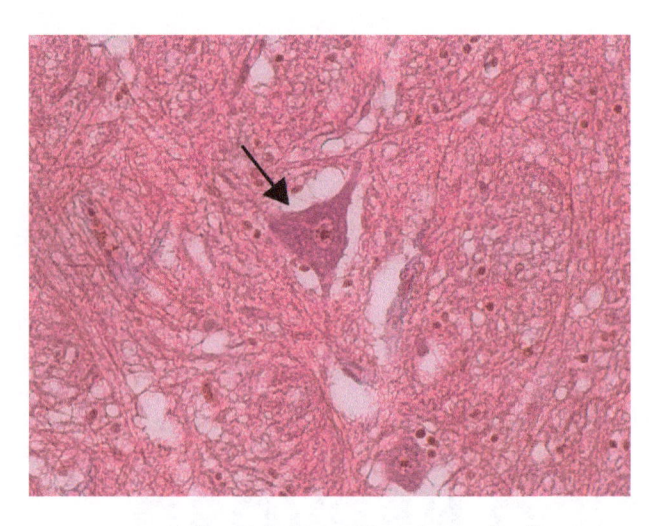

Fonte: Universidade Católica de Petrópolis –
Centro de Ciências da Saúde, 2024.

O neurópilo é a área entre os corpos celulares de neurônios, contendo prolongamentos celulares e núcleos de células gliais. Veremos que grande parte do espaço entre os corpos celulares de neurônios e células gliais é ocupado por prolongamentos celulares dessas mesmas células. Dessa forma, o tecido nervoso não é caracterizado como um tecido de matriz extracelular abundante, como um tecido conjuntivo. A matriz extracelular está presente, mas de maneira limitada.

O neurônio é a principal célula do tecido nervoso, altamente especializada na recepção e transmissão do impulso nervoso. Por ser uma célula altamente especializada e diferenciada, necessita de outros tipos celulares de suporte para o seu bom funcionamento e para o bom funcionamento do tecido nervoso como um todo. Essas células de suporte são chamadas de células gliais.

9.2 O neurônio

O neurônio é responsável pela recepção, transmissão e processamento de estímulos nervosos. Apresenta áreas especializadas, sendo que os dendritos são especializados na recepção de estímulos, enquanto o corpo celular ou pericário é o centro trófico do neurônio, e o axônio é a área especializada na condução do impulso nervoso.

Os dendritos, áreas especializadas na recepção dos impulsos, tornam-se mais finos à medida que se ramificam, formando o que chamamos de árvore dendrítica. Pequenas estruturas chamadas de gêmulas ou espinhas dendríticas são projeções na membrana dos dendritos formadas a partir do citoesqueleto de actina, relacionadas aos processos de adaptação, memória e aprendizado. São dinâmicas ao longo do tempo.

O corpo celular do neurônio, o pericário, é o receptor e integrador de estímulos. Nele podemos observar um núcleo geralmente bastante centralizado, esférico e de cromatina frouxa. Além disso, um nucléolo grande e central também é normalmente evidente. Essas características histológicas demonstram uma célula bastante ativa na expressão gênica e síntese proteica. Outra estrutura que corrobora essa característica são os corpúsculos de Nissl. Esses corpúsculos são formados por cisternas de retículo endoplasmático rugoso e polirribossomos livres, ou seja, áreas de intensa síntese proteica, principalmente de neurotransmissores que serão usados nas sinapses químicas. Tais corpúsculos são observados normalmente como estruturas circulares basofílicas no citoplasma da célula.

Uma área do citoplasma do neurônio normalmente aparece pobre em corpúsculos de Nissl. Essa área é conhecida como cone de implantação do axônio. O tamanho e o formato dos corpos celulares dos neurônios podem ser bastante diversos e estão intimamente relacionados ao citoesqueleto dessas células, com a presença tanto de microtúbulos quanto de filamentos intermediários conhecidos como neurofilamentos e passíveis de impregnação pela prata, assim como microfilamentos de actina.

Os dendritos são estruturas ramificadas que se tornam mais finas à medida que se ramificam, enquanto cada neurônio tem apenas um axônio com diâmetro constante que varia de 0,2 a 22 μm, dependendo do tipo de neurônio. O citoplasma do axônio, também conhecido como axoplasma, apresenta poucas mitocôndrias, pouco retículo endoplasmático liso, ausência de retículo endoplasmático rugoso e é rico em microfilamentos e microtúbulos. São os microtúbulos que transportam as vesículas contendo neurotransmissores da região do corpo celular do neurônio até a sinapse. Uma proteína específica, conhecida como quinesina, é responsável pelo transporte anterógrado das vesículas contendo neurotransmissores, enquanto a dineína é responsável pelo transporte retrógrado das vesículas vazias, após a liberação dos neurotransmissores na sinapse, de volta ao corpo celular do neurônio para reciclagem.

Apesar de cada neurônio dispor de apenas um axônio, algumas ramificações são possíveis, como os ramos colaterais, também chamados de axônios colaterais, e uma arborização terminal chamada de telodendro. No final de cada ramificação terminal do telodendro, temos uma terminação dilatada chamada de terminal ou botão sináptico. Um conjunto de axônios no sistema nervoso central é denominado trato, como o trato óptico, enquanto no sistema nervoso periférico, é denominado nervo.

Podemos classificar os neurônios de acordo com o número de prolongamentos que saem do corpo celular. Um neurônio multipolar apresenta mais de dois prolongamentos celulares. Um neurônio bipolar apresenta dois prolongamentos, sendo um dendrito e um axônio saindo do corpo celular do neurônio. Já um neurônio pseudounipolar apresenta um prolongamento único próximo ao corpo celular que logo se divide em dois, um ramo segue para a periferia e outro segue para o sistema nervoso central. Apesar de o ramo periférico funcionar como um dendrito eletrofisiologicamente, ambos os ramos são considerados axônios. No caso de neurônios pseudounipolares, o impulso nervoso não passa pelo corpo celular do neurônio, seguindo diretamente pelos ramos desse prolongamento único.

Outra forma de classificar os neurônios é por meio de sua função. Assim, temos os neurônios sensoriais ou aferentes, os quais recebem estímulos sensoriais do meio ambiente e do organismo. Vale destacar que o recebimento de estímulos sensoriais do organismo é de grande importância para a homeostase do mesmo. Por exemplo, o trato gastrointestinal é reconhecidamente um local com inúmeras terminações nervosas as quais levam informações para o sistema nervoso central. Já os neurônios motores ou eferentes controlam órgãos e tecidos efetores. Apesar do nome "motores", é bom destacar que esses neurônios não estão relacionados apenas ao movimento, ou seja, inervando músculos esqueléticos. Neurônios motores inervam quaisquer tecidos e órgãos sobre os quais o impulso nervoso será enviado a fim de realizar uma resposta específica.

Por fim, temos os interneurônios, os quais estabelecem conexões entre outros neurônios. Os interneurônios correspondem a 99,9% dos neurônios do organismo. No geral, neurônios bipolares e pseudounipolares tendem a ser neurônios sensoriais, enquanto neurônios multipolares tendem a ser neurônios motores e interneurônios.

Os neurônios se comunicam entre si por meio de sinapses químicas, cuja função é passar o impulso nervoso de uma célula para outra. As estruturas correspondentes à sinapse são o terminal pré-sináptico, a fenda sináptica e o terminal pós-sináptico. Quando o impulso nervoso chega ao terminal pré-sináptico, a despolarização da membrana causa a abertura dos canais de cálcio, o que resulta no influxo de cálcio no citoplasma do neurônio e, consequentemente, na exocitose das vesículas sinápticas contendo neurotransmissores. Os neurotransmissores são liberados na fenda sináptica e se ligam aos receptores no terminal pós-sináptico da célula que receberá o impulso nervoso. A ligação dos neurotransmissores com seus respectivos receptores no terminal pós-sináptico gera a despolarização da membrana no neurônio seguinte e a transmissão do impulso nervoso.

De forma geral, as sinapses são axodendríticas, ou seja, entre um axônio e um dendrito. No entanto, também são possíveis sinapses axossomáticas, entre um axônio e um corpo celular de um neurônio, e axoaxônicas, entre dois axônios. Embora seja um assunto de maior interesse da fisiologia celular, vale aqui uma breve descrição do impulso nervoso. Bombas de sódio e potássio promovem uma polarização na membrana dos neurônios, que adquirem uma carga positiva em seu exterior e uma carga negativa no lado citoplasmático. Com a chegada de um impulso nervoso, ocorre a abertura de canais de sódio voltagem-dependente, o que resulta no influxo de sódio no citoplasma e na despolarização da membrana. A membrana passa a adquirir uma carga negativa em seu lado exterior e uma carga positiva em sua porção citoplasmática. Com isso, canais de sódio adjacentes se abrem e a despolarização da membrana segue seu caminho no tempo e no espaço ao longo da membrana do neurônio, o que efetivamente é o impulso nervoso passando pelo neurônio.

A atividade de transmissão do impulso nervoso e realização de sinapses é extremamente especializada, de forma que o neurônio necessita de diferentes células da glia, as quais dão suporte ao bom funcionamento do tecido nervoso.

9.3 Células da glia

Os astrócitos são possivelmente as principais células da glia. Como o nome sugere, são células estreladas, apresentando múltiplos processos que se irradiam do corpo celular. Além da morfologia característica, a imunomarcação da proteína fibrilar ácida da glia, que é um filamento intermediário, ajuda na detecção de astrócitos em cortes histológicos. Os astrócitos realizam atividades de sustentação e controle da composição iônica e molecular do ambiente extracelular. Além disso, contribuem para a nutrição de neurônios, absorção de excesso de neurotransmissores, síntese de moléculas neuroativas e citocinas relacionadas à renovação da mielina. Também são constituintes fundamentais da barreira hematoencefálica, pois ligam os neurônios aos capilares sanguíneos e à pia-máter de forma que são capazes de controlar os componentes que passam do plasma sanguíneo para o interior do tecido nervoso. A passagem de moléculas e substâncias pela barreira hematoencefálica é de grande interesse para a formulação de novos fármacos com ação no sistema nervoso.

As células ependimárias são células epiteliais cúbicas a cilíndricas que revestem os ventrículos do cérebro e o canal central da medula espinal. Em alguns locais, são ciliadas, facilitando a movimentação do líquido cefalorraquidiano. As células da microglia são pequenas e alongadas, apresentando prolongamentos curtos e irregulares. São células relacionadas a atividades imunológicas, sendo capazes de realizar fagocitose, apresentar antígenos, sintetizar citocinas e remover restos celulares. Por fim, temos as células da glia responsáveis pela produção da bainha de mielina. Os oligodendrócitos atuam no sistema nervoso central, enquanto as células de Schwann atuam no sistema nervoso periférico. Outra diferença fundamental entre as duas células é que enquanto as células de Schwann mielinizam um axônio, os oligodendrócitos são capazes de mielinizar mais de um axônio.

9.4 SNC: substância branca e substância cinzenta

O sistema nervoso central (SNC) se divide em: encéfalo, o qual contém o cérebro, o cerebelo e o tronco encefálico; medula espinal; e partes neurais do olho. Mesmo anatomicamente e a olho nu é possível observar que ele se divide em substância cinzenta e substância branca. No cérebro e no cerebelo a substância cinzenta se localiza mais externamente, enquanto a substância branca se localiza mais internamente no órgão. Já no tronco encefálico e na medula espinal, a substância cinzenta assume uma localização mais central, enquanto a substância branca torna-se periférica. Particularmente na medula espinal, a substância cinzenta, que fica ao redor do canal medular, adquire o formato de "H", sendo descrita como "H" medular (Figura 9.2). Histologicamente podemos classificar a substância cinzenta como o local onde corpos celulares de neurônios podem ser observados. Em contrapartida, corpos celulares de neurônios não são encontrados na substância branca (Figura 9.3).

Figura 9.2 - Histologia da medula espinhal, com canal medular central revestido por células ependimárias, substância cinzenta ao redor do canal medular formando o H medular, e substância branca periférica.

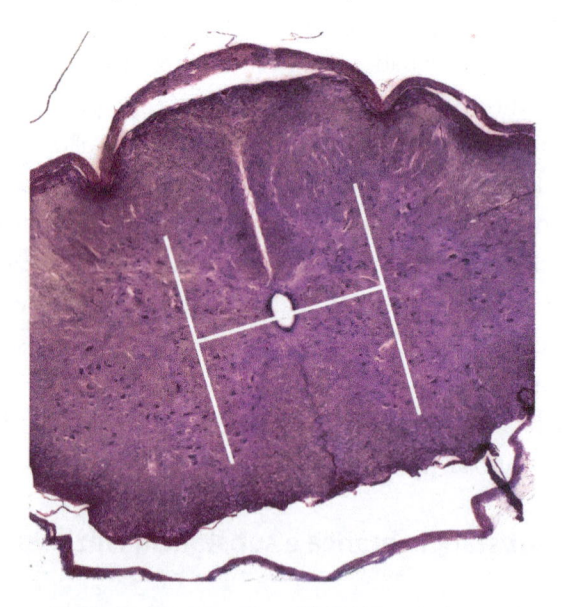

Fonte: Universidade Católica de Petrópolis –
Centro de Ciências da Saúde, 2024.

Figura 9.3 - Interface entre substância branca (acima da linha preta), com ausência de corpos celulares de neurônios e presença de axônios preferencialmente mielinizados, e substância cinzenta (abaixo da linha preta), com presença de corpos celulares de neurônios e presença axônios preferencialmente não mielinizados.

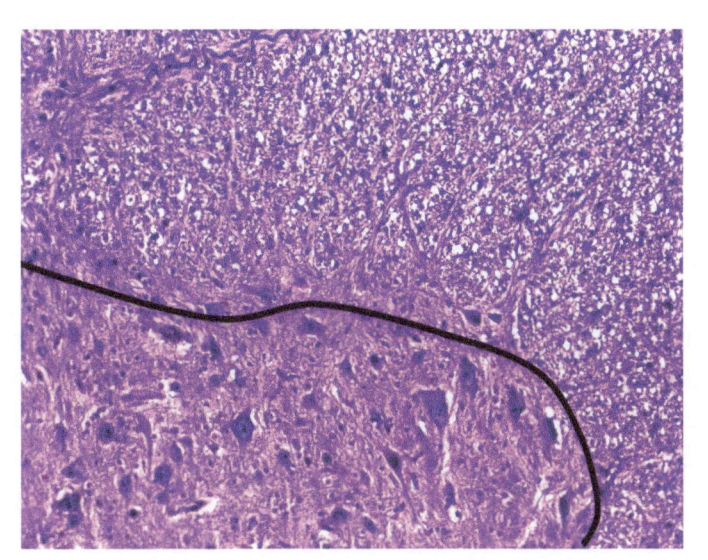

Fonte: Universidade Católica de Petrópolis –
Centro de Ciências da Saúde, 2024.

As células gliais podem ser encontradas tanto na substância cinzenta quanto na substância branca. Já a mielinização é diferente entre os dois locais. Na substância cinzenta, geralmente encontram-se axônios não mielinizados, enquanto na substância branca encontram-se axônios geralmente mielinizados. Além do tecido nervoso em si, também encontramos as meninges, membranas de tecido conjuntivo, que revestem e protegem o sistema nervoso central: a dura-máter, a aracnoide e a pia-máter, cada uma com características histológicas específicas. A dura-máter é a camada mais externa e mais espessa das meninges, sendo composta por um tecido conjuntivo denso não modelado, rico em fibras colágenas e elásticas, as quais lhe conferem resistência e elasticidade. Também apresenta vasos sanguíneos e nervos. Logo abaixo da dura-máter encontra-se uma membrana mais delicada e transparente, a aracnoide. A aracnoide é formada por tecido conjuntivo frouxo. Entre a dura-máter e a aracnoide, há o espaço subdural, que contém uma pequena quantidade do chamado líquido subdural.

A pia-máter é a camada mais interna e delicada das meninges, aderindo diretamente à superfície do sistema nervoso central. É composta por tecido conjuntivo frouxo, e segue os contornos dos sulcos e circunvoluções do cérebro, fornecendo suporte e nutrição aos tecidos nervosos. Entre a aracnoide e a pia-máter, existe um espaço chamado espaço subaracnóideo. Esse espaço é preenchido por trabéculas de tecido conjuntivo frouxo que conectam as duas camadas e é por onde circula o líquido cefalorraquidiano. O líquido cefalorraquidiano desempenha várias funções, como proteção mecânica do sistema nervoso central, fornecimento de nutrientes às células nervosas e remoção de produtos metabólicos residuais. O líquido cefalorraquidiano é produzido pelo plexo corióideo, o qual é constituído por dobras da pia-máter, sendo formado por um tecido conjuntivo frouxo rico em capilares fenestrados e dilatados e recoberto por células ependimárias cúbicas ou cilíndricas.

9.5 SNP: gânglios e nervos

O sistema nervoso periférico (SNP) pode ser dividido em: somático, que contém nervos espinais e cranianos; e autônomo, que, por sua vez, se divide em simpático e parassimpático. Os nervos são aglomerados de axônios (ou fibras nervosas) no sistema nervoso periférico (Figura 9.4).

São estruturados por tecido conjuntivo, se destacando o epineuro mais externamente, que tende a ser um tecido conjuntivo denso, o perineuro, que delimita feixes ou fascículos de fibras, sendo um tecido conjuntivo mais frouxo, e finalmente o endoneuro, ao redor de cada fibra nervosa formado pela lâmina basal e fibras reticulares produzidas pelas células de Schwann (Figura 9.5).

Figura 9.4 - Histologia de um nervo (interior do círculo preto) em meio a um tecido muscular. Notam-se as fibras nervosas (axônios) e núcleos de células gliais, principalmente células de Schwann.

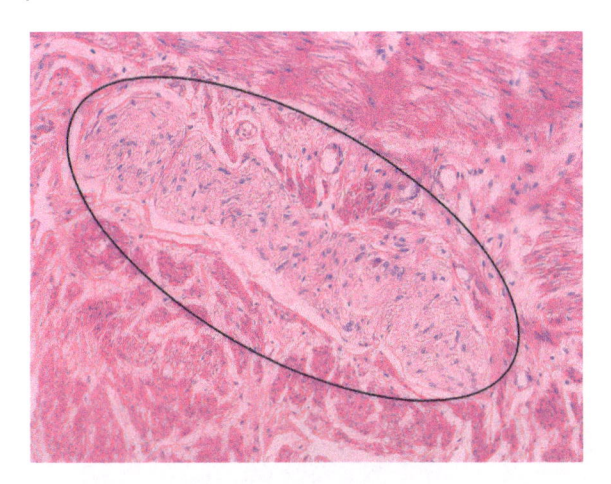

Fonte: Universidade Católica de Petrópolis –
Centro de Ciências da Saúde, 2024.

Figura 9.5 - Histologia de um nervo, podendo-se observar o epineuro (cabeça de seta) e o perineuro (seta).

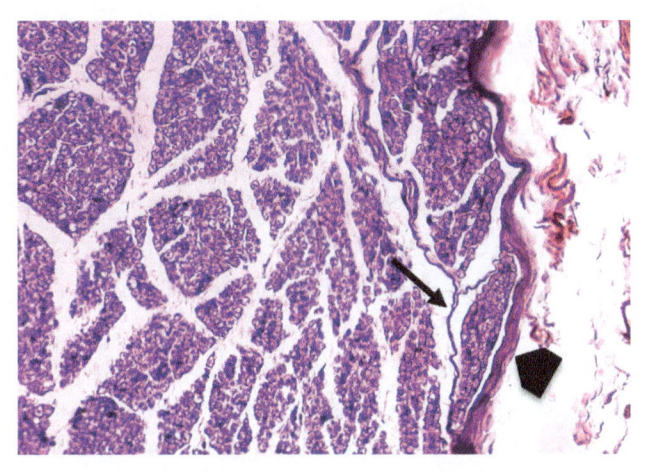

Fonte: Universidade Católica de Petrópolis –
Centro de Ciências da Saúde, 2024.

Esses axônios podem ou não ser mielinizados. A bainha de mielina é formada por diversas camadas da membrana plasmática das células de Schwann ao redor dos axônios, formando uma estrutura espiralada. É essa estrutura de camadas de membrana que confere a aparência branca característica da substância branca do sistema nervoso. Como a membrana plasmática é composta principalmente por fosfolipídios e os lipídios são isolantes elétricos, a bainha de mielina funciona como um isolante elétrico (Figura 9.6).

Figura 9.6 - Histologia do nervo, evidenciando diversas fibras nervosas mielinizadas (seta), com axônio central e bainha de mielina ao redor (região branca devido à imagem negativa da gordura).

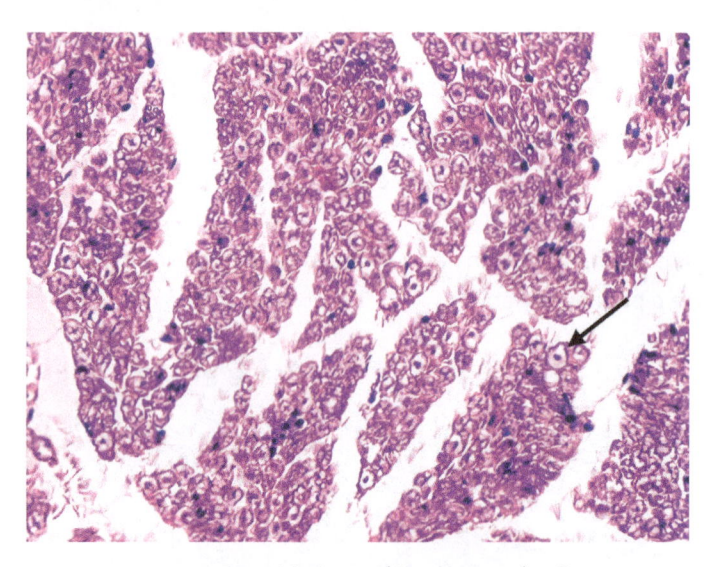

Fonte: Universidade Católica de Petrópolis –
Centro de Ciências da Saúde, 2024.

Entretanto, há pequenas porções chamadas de nódulos de Ranvier, caracterizadas por interrupções na bainha de mielina, onde as células de Schwann não estão envolvendo completamente o axônio. Nesses locais, a falta de mielina permite uma maior interação direta entre o axônio e o ambiente extracelular circundante, sendo, portanto, um local onde a condução do impulso nervoso se dá de maneira saltatória. Os impulsos elétricos "pulam" de um nódulo para o outro, não passando pelas áreas mielinizadas, resultando em uma transmissão mais rápida e eficiente do sinal ao longo do axônio. Vale destacar também que há uma alta concentração de canais iônicos responsáveis pela propagação dos impulsos elétricos nos nódulos de Ranvier. A perda da bainha de mielina está associada a doenças neurodegenerativas como a esclerose múltipla e a neuropatia periférica. Os axônios não mielinizados também estão em contato com células de Schwann, porém elas não chegam a envolver os axônios sistematicamente formando a bainha de mielina. Enquanto uma célula de Schwann pode interagir com vários axônios não mielinizados, cada célula de Schwann envolve um único segmento específico do axônio e forma a bainha de mielina em torno dele. Vale lembrar que no sistema nervoso central, os oligodendrócitos são responsáveis pela mielinização de axônios. E, nesses casos, um único oligodendrócito pode envolver múltiplos segmentos de axônios em vez de apenas um, como ocorre com as células de Schwann.

Os gânglios são aglomerados de corpos celulares de neurônios localizados fora do sistema nervoso central envoltos por uma cápsula de tecido conjuntivo denso. Eles estão distribuídos ao longo dos nervos periféricos e são responsáveis por funções específicas relacionadas ao SNP. Por exemplo, os gânglios sensitivos estão associados aos nervos espinais e cranianos e tem a função de transmitir informações sensoriais para o SNC. Já os gânglios autônomos, como o nome diz, estão relacionados ao sistema nervoso autônomo, sendo, portanto, envolvidos no controle das funções autônomas do organismo, como a regulação do ritmo cardíaco, da pressão arterial e da digestão. Além dos corpos celulares de neurônios, nos gânglios podemos encontrar vasos sanguíneos e dois principais tipos de células gliais. As células satélites ganglionares, de núcleo pequeno e que envolvem os corpos celulares de neurônios, desempenhando diversas funções para manutenção e suporte dos neurônios ganglionares. Por exemplo, elas estão envolvidas no suporte estrutural, isolamento dos neurônios, regulação do ambiente extracelular, fornecimento de nutrientes, remoção de resíduos e resposta imunológica. Além delas, também podemos encontrar células de Schwann nos gânglios do sistema nervoso periférico, principalmente nos gânglios espinais, sendo responsáveis pela bainha de mielina nesses axônios periféricos.

BOX 9.1 — RESPOSTA DOS NEURÔNIOS A LESÃO

No sistema nervoso periférico, uma lesão em um nervo, rompendo axônios de neurônios, leva a um processo conhecido como degeneração walleriana.

Após a lesão, ocorrem uma série de eventos na porção proximal do axônio, incluindo a desintegração e retração do mesmo e a degradação da bainha de mielina. Após a degeneração, ocorre a regeneração do axônio, guiada pelo tubo de regeneração formado pelas células de Schwann, com crescimento axonal, remielinização e reconexão com a célula alvo, permitindo a recuperação das funções nervosas. Para que isso ocorra, é necessária a sobrevivência do corpo celular do neurônio.

Durante a degeneração walleriana, o corpo celular do neurônio também sofre alterações. Após a lesão do axônio, ocorrem mudanças degenerativas no corpo celular, incluindo a retração e o encolhimento celular. Ocorre a fragmentação do retículo endoplasmático rugoso e do complexo de Golgi, levando à interrupção da síntese de proteínas e de outros componentes celulares. Além disso, ocorre a ativação de processos de autofagia e apoptose no corpo celular. A autofagia é um mecanismo intracelular de degradação e reciclagem de componentes celulares, enquanto a apoptose é um processo programado de morte celular. Esses processos são ativados como uma resposta à lesão do axônio e à interrupção das interações sinápticas normais. A degeneração do corpo celular é uma resposta secundária à degeneração do axônio e ocorre devido à perda dos sinais tróficos e de suporte fornecidos pelo axônio. No entanto, como já mencionado, é importante ressaltar que, em alguns casos, dependendo do tipo de lesão e das condições do ambiente, o corpo celular pode se recuperar e regenerar, permitindo a sobrevivência e a regeneração do neurônio.

É importante ressaltar, porém, que a regeneração axonal é mais eficiente no sistema nervoso periférico em comparação com o sistema nervoso central. No sistema nervoso central, os processos de regeneração são mais limitados devido a fatores inibitórios presentes no ambiente, como cicatrizes gliais e moléculas inibidoras do crescimento axonal, como a proteína glial fibrilar ácida (GFAP) e o glicosaminoglicano sulfato de condroitina. Além disso, a capacidade de regeneração e recuperação varia entre os diferentes tipos de neurônios e depende de vários fatores, como a extensão da lesão, a disponibilidade de fatores de crescimento e a presença de uma matriz extracelular adequada para orientar o crescimento axonal. Em contrapartida, após uma lesão no SNC, pode ocorrer também uma reorganização neural para compensar a perda funcional, baseado no fenômeno de plasticidade neural. Neurônios adjacentes podem modificar suas conexões e assumir funções de neurônios danificados, o que pode levar à recuperação parcial da função.

BOX 9.2 — BIOENGENHARIA DE TECIDOS APLICADA A LESÕES DE SISTEMA NERVOSO PERIFÉRICO

A bioengenharia oferece várias estratégias para tratar lesões no sistema nervoso periférico (SNP) e promover a regeneração nervosa. A principal delas se baseia no uso de tubos de condução nervosa, também conhecidos como guias de regeneração nervosa, os quais são dispositivos tubulares feitos de materiais biocompatíveis, como polímeros, que são implantados no local da lesão para direcionar e guiar o crescimento dos axônios (Figura 9.7). Esses tubos fornecem um ambiente favorável para a regeneração, evitando o crescimento desorganizado das fibras nervosas. Atualmente, existem vários tubos de condução nervosa disponíveis no mercado para utilização clínica, como o Neurotube, o AxoGuard Nerve Connector e o NeuraGen. Recentemente, tem havido um interesse crescente no desenvolvimento de novos tubos de condução nervosa que possam responder a estímulos elétricos e magnéticos para induzir o crescimento axonal. Alguns dos materiais estudados nesse contexto incluem materiais piezoelétricos, capazes de gerar cargas elétricas quando submetido a estímulos mecânicos, como pressão ou tensão, como o polímero poli (vinilidenofluoreto) (PVDF). Além disso, biomateriais avançados que contribuem para a regeneração axonal vem sendo fabricados, sendo incorporados com fatores de crescimento recombinantes ou vetores virais e não virais carreando genes para tais fatores, como o fator de crescimento neural (NGF), o fator de crescimento derivado do cérebro (BDNF) e o fator neurotrófico derivado de células gliais (GDNF).

Figura 9.7 - Regeneração no sistema nervoso periférico.

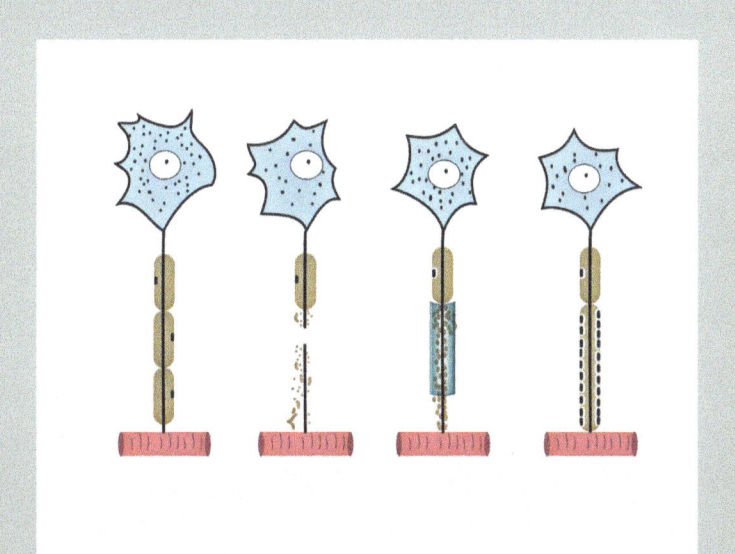

O esquema mostra o que ocorre quando há uma secção em um neurônio, com a perda da mielinização. O uso de um biomaterial (tubo azul na imagem) pode servir como uma ponte, ajudando a reconectar o neurônio com a o tecido inervado. Essa reconexão se dá, entre outros, por uma importante ação das células de Schwann, as quais promoverão a remielinização. Por isso, muitas estratégias buscam o uso de biomateriais com fatores de crescimento e elementos de matriz extracelular que possam facilitar a ação dessas células, nesse processo de regeneração.

Fonte: Ilustração Lucas Carvalho Souto, 2024.

CAPÍTULO 10

ENGENHARIA TECIDUAL

Leandra Baptista
Leonardo Boldrini
Ronaldo J. F. C. do Amaral

10.1 Definição e aplicações

A engenharia de tecidos é uma ciência que nasceu na década de 1990, tendo como pioneiros em seu estado da arte os pesquisadores Robert Langer e Joseph P. Vacanti. Em seu primeiro artigo publicado na revista Science em 1993, a engenharia de tecidos foi definida como: "Um campo interdisciplinar que aplica os princípios da engenharia e ciências da vida em direção ao desenvolvimento de substitutos biológicos que regeneram, mantêm ou aprimoram a função biológica do tecido ou de um órgão como um todo". Em sua concepção, os substitutos biológicos da engenharia de tecidos são formados por biomateriais, células e fatores necessários para o estímulo de diferenciação ou ainda manutenção das células em seu estado diferenciado para um determinado fenótipo.

A grande motivação da engenharia de tecidos é o uso dos substitutos biológicos ou construtos como substitutos ao transplante de tecidos e órgãos. De acordo com a Associação Brasileira de Transplante de Órgãos (ABTO), a lista ativa de pacientes adultos e pediátricos à espera de um transplante ultrapassou o número de 50.000. Essa demanda sempre crescente motiva o desenvolvimento de novas tecnologias na área da engenharia de tecidos, contudo algumas limitações ainda impedem a sua translação clínica. As principais limitações estão relacionadas com o custo e a escalabilidade do processo. As bioimpressoras (Box 10.1) revolucionaram a área da engenharia de tecidos, adicionando escalabilidade e reprodutibilidade. Contudo, até o presente momento, as tecnologias de bioimpressão disponíveis ainda não alcançam a complexidade de um órgão, relacionada a sua anatomia, diversidade de tecidos e funcionalidade. Outras limitações também incluem a falta de vascularização e maturação dos construtos na fase que precede o transplante.

O avanço das tecnologias para a formação de tecidos e órgãos, permitiu a aplicação da engenharia de tecidos em outro campo da área médica, relacionado à indústria de cosméticos e farmacêutica. A epiderme, constituinte da pele, foi o primeiro o tecido a ser formado pela engenharia de tecidos, sendo hoje amplamente utilizado como alternativa ao uso de animais na indústria cosmética (Box 2.3). Seguido da pele, e com o avanço sobretudo oriundo das tecnologias de cultivo de esferoides e organoides (Box 3.2), tecidos de maior complexidade estão sendo desenvolvidos em laboratório, tais como regiões do cérebro, rim e fígado. Esses tecidos são formados em menor escala do que o tamanho real, permitindo o seu uso para a descoberta de biomarcadores, testes e o desenvolvimento de medicamentos, em modelos saudáveis e de doenças.

Entre os modelos de doenças, a área que mais cresce hoje é a de tumores sólidos. Hoje é possível gerar organoides a partir de biopsias de tumores sólidos. Com isso, pesquisadores de todo o mundo estão trabalhando na geração de biobancos de organoides tumorais para a ampla testagem de diversos tratamentos quimioterápicos. Um exemplo recente de aplicação dessa tecnologia para a aceleração da fase pré-clínica de desenvolvimento de medicamentos, ocorreu por meio de um consórcio internacional de pesquisa. A fase de triagem e seleção de anticorpos candidatos a novos medicamentos foi testada diretamente em organoides formados a partir de células tumorais e saudáveis da região colorretal do intestino. O anticorpo que apresentou os melhores resultados foi posteriormente validado, otimizado e avaliado em termos de eficácia e toxicidade. Hoje esse anticorpo está sendo testado em pacientes (fase clínica) com resultados preliminares promissores.

O exemplo descrito acima representa apenas o começo do uso de modelos da engenharia de tecidos na indústria farmacêutica. Os órgãos regulamentadores dos EUA (FDA – *Food and Drug Administration*) e da Europa (EMA – *European Medicines Agency*) começaram a discutir e elaborar diversas ações para a aprovação de ensaios utilizando cultivo de células em substituição aos modelos animais. Um exemplo recente foi a aprovação pelo FDA de um dispositivo que utiliza a microfluídica para a medição de concentrações de biomarcadores no sangue e plasma aprovados pela própria agência regulatória para o diagnóstico do traumatismo crânio encefálico. Os sistemas microfisiológicos baseados na tecnologia de microfluídica foram primeiramente descritos em 2010, tendo como principais vantagens a incorporação de estímulos mecânicos e o sistema de passagem de fluidos que mimetizam os vasos sanguíneos. Hoje estes sistemas começam a ser desenvolvidos visando a melhoria de maturação dos organoides para o desenvolvimento e testes de novos medicamentos.

10.2 O estado da arte: células, biomateriais e fatores

O tripé células, biomateriais e fatores de crescimento denota um conceito fundamental e original na engenharia de tecidos. Entende-se que os biomateriais atuam como a matriz extracelular, capazes de permitir a adesão, proliferação e diferenciação celular. As células são os principais agentes na síntese do novo tecido. Ao aderir ao biomaterial, elas podem proliferar, diferenciar e sintetizar uma nova matriz extracelular sobre o biomaterial, construindo assim um novo tecido. Por fim, assim como em um tecido no corpo, os fatores de crescimento ajudam a guiar o fenótipo e comportamento celular, induzindo sua proliferação, diferenciação e síntese de matriz. Dependendo da aplicação, ou seja, do tecido que se deseja construir em laboratório ou regenerar, células, biomateriais e fatores de crescimento específicos serão utilizados. Mais adiante discutiremos os diferentes tipos celulares, biomateriais e fatores de crescimento que podem ser utilizados na engenharia de tecidos.

Entretanto, apesar desse tripé original, vale destacar que a evolução das pesquisas no campo da engenharia de tecidos vem propondo adaptações no mesmo ou até o surgimento de novos conceitos. Por exemplo, não necessariamente os três componentes do tripé são sempre usados ao mesmo tempo. Abordagens *cell-free* não utilizam células, se baseando no implante apenas de biomateriais (com ou sem fatores de crescimento). Neste caso, a proposta é que células do paciente sejam capazes de aderir, migrar e proliferar pelo biomaterial após o implante. De outra forma, as abordagens *scaffold-free* não utilizam biomateriais. A proposta é que as próprias células possam construir seu "*scaffold*", ou seja, sua matriz extracelular natural. Nesses casos, normalmente as células são induzidas a sintetizar essa matriz em laboratório, de forma que quando implantadas já se teria um tecido em formação com as células e sua matriz sendo sintetizadas. As abordagens *scaffold-free* mais comuns são os esferoides e organoides (Box 3.2). Por fim, não necessariamente fatores de crescimento são adicionados a essa equação. Nesses casos, cabe ao biomaterial guiar o fenótipo e comportamento celular. Para tal, algumas propriedades dos biomateriais são fundamentais, por exemplo a sua dureza e a sua topografia. É sabido, por exemplo, que materiais mais duros podem induzir uma diferenciação celular para via osteogênica, ou seja, para formação de osso. Em contrapartida, se o objetivo é, por exemplo, a engenharia de tecidos para o sistema nervoso, materiais mais macios serão mais indicados. Quanto a topografia, a rugosidade e inclusive a geometria da superfície dos materiais em escala nanométrica podem influenciar o comportamento celular. Por exemplo, sabe-se que células tendem a aderir melhor em superfícies rugosas ao invés de superfícies extremamente lisas. Em contrapartida, os biomateriais com topografia lisa e uniforme tendem a ser menos estimulantes para as células do sistema imunológico, resultando em uma resposta menos inflamatória e reduzindo a formação de um tecido cicatricial e fibroso ao redor do biomaterial. A importância de fatores como a dureza e a topografia dos biomateriais é tamanha, que alguns autores já a incluem como parte de fatores biofísicos, acrescentando um outro componente ao tripé tradicional. Esses fatores referem-se às forças mecânicas e sinais físicos presentes no ambiente celular, que influenciam a proliferação, diferenciação e função das células. Além dos já mencionados, um dos principais fatores biofísicos é o estresse mecânico. As células nos tecidos estão constantemente expostas a forças mecânicas, como tensão, compressão e cisalhamento. A aplicação controlada dessas forças em tecidos em desenvolvimento pode influenciar a diferenciação celular, alinhar as células de maneira mais organizada e estimular a síntese de componentes da matriz extracelular. Por exemplo, a aplicação de força mecânica em células musculares em crescimento pode promover o alinhamento das fibras musculares, tornando-as mais funcionalmente semelhantes ao tecido nativo. A tensão de oxigênio (também conhecida como pressão parcial de oxigênio ou pO_2) é outro fator biofísico crítico que influencia diretamente o comportamento celular e a viabilidade dos tecidos. Por exemplo, sabe-se que o cultivo em baixas pressões de oxigênio (2 a 5%) podem favorecer o cultivo de condrócitos e induzir a síntese de matriz extracelular cartilaginosa. A integração cuidadosa dos fatores biofísicos ao tripé tradicional de células, biomateriais e fatores de crescimento vem se mostrando fundamental para o sucesso na engenharia de tecidos e na criação de soluções terapêuticas avançadas.

Por fim, não somente fatores de crescimento na forma clássica de proteínas bioativas são utilizados na engenharia de tecidos. Abordagens recentes vêm apostando no uso de ácidos nucleicos para guiar o fenótipo e comportamento celular. A ideia é que esses ácidos nucleicos possam ser transfectados para o interior das células e lá atuarem. Para tal, eles são carreados por vetores virais e não virais, como vetor adenoassociado (AAV – *adeno-associated virus*) e o polímero sintético polietilenimina (PEI), respectivamente. Esses ácidos nucleicos podem ser tanto genes inseridos em plasmídeos, quanto RNA mensageiro, RNA de interferência, e micro-RNA.

10.3 Qual tipo celular usar?

Na época de sua concepção, a engenharia de tecidos se propôs a utilizar células maduras, ou seja, células que apresentam o fenótipo diferenciado de um determinado tecido pois a ciência ainda não conhecia a capacidade das células-tronco adultas de se diferenciarem em múltiplos tipos de células. Além disso, as células maduras ou diferenciadas têm algumas vantagens quando comparadas às células-tronco. Sua principal vantagem é o seu fenótipo maduro inerente às funções que desempenham em um determinado tecido. Contudo, uma vez em cultivo, o seu fenótipo maduro pode se tornar instável levando a perda das suas características. Sua capacidade de ampliação em número de células também tem limitações.

As células-tronco presentes em um organismo adulto foram primeiramente descritas na medula óssea na década de 1960. Nessa ocasião, as células da fração hematopoiética e estromal foram caracterizadas pela sua capacidade clonogênica, ou seja, de formação de colônias em cultura. Contudo, somente no final da década de 1990 que ambos os tipos de células-tronco adultas – hematopoiética e estromal – foram caracterizadas pela sua capacidade multilinhagem, o que significa uma capacidade de geração de diferentes tipos de linhagens de células. Sendo assim, a célula-tronco hematopoiética é capaz de gerar todos os tipos de células sanguíneas e as estromais células da linhagem mesodérmica, das linhagens de tecido conjuntivo. As células estromais da medula óssea passaram a ser conhecidas como células-tronco mesenquimais se tornando uma ferramenta de extrema importância na engenharia de tecidos (Box 7.1). Atualmente é descrita a presença das células-tronco mesenquimais em diferentes tipos de tecido, como, por exemplo, tecido adiposo (Box 6.1), cordão umbilical e polpa dentária. Apesar da sua limitação relacionada à amplitude de tipos de tecidos que podem ser gerados em laboratório a partir destas células, o uso clínico das células--tronco mesenquimais traz consigo a grande vantagem de segurança, tanto em transplantes de células do tipo autólogo, quanto do tipo não autólogo, avaliada em diversos ensaios clínicos ao redor do mundo.

O termo autólogo é mencionado para o caso de transplante em que o doador do material biológico e o seu receptor são o mesmo indivíduo, e o termo não autólogo, quando o transplante é executado entre diferentes indivíduos da mesma espécie. O transplante não autólogo de células-tronco mesenquimais pode acontecer com segurança porque esse tipo de célula-tronco adulta não dispõe de receptores em sua membrana plasmática para o complexo de histocompatibilidade maior (MHC, do inglês *major histocompatibility complex*) ou moléculas coestimulatórias do sistema imune envolvidas no controle humoral e respostas mediadas por células. Além disso, a baixa imunogenicidade das células-tronco mesenquimais se traduz em funções de imunomodulação e imunossupressão, tornando essa fonte de células interessante para o tratamento de diversos tipos de doenças autoimunes. O seu uso não autólogo permite a criação de biobancos, comumente formados a partir de doadores jovens e saudáveis. Já que um doador pode atender às necessidades de múltiplos receptores, os custos relacionados à expansão em laboratório das células-tronco mesenquimais reduz significativamente e aumenta consideravelmente a chance de translação para a rotina médica.

Outro tipo de célula-tronco que vêm revolucionando a engenharia de tecidos são as células do tipo iPSC (Box 3.1). Devido a sua capacidade pluripotente, as células iPSC são hoje amplamente exploradas na engenharia de tecidos. Essas células trouxeram a possibilidade de se fabricarem tecidos cujas células maduras são de difícil acesso em humanos e de expansão em laboratório, como, por exemplo, neurônios, células renais e cardíacas. No caso dessa fonte de células-tronco, as principais preocupações residem em uma possível instabilidade genética, por serem células oriundas da manipulação genética, e uma possível formação de tumores do tipo teratomas no local do implante, característica já avaliada no caso de células-tronco embrionárias. Além disso, a sua capacidade imunogênica precisa ser mais bem investigada nos ensaios clínicos em andamento. A identificação dos seus possíveis mecanismos de imunossupressão pode facilitar o seu uso em transplantes do tipo não autólogo, ainda que com o uso de medicamentos que induzam a imunotolerância.

Contudo, vale ressaltar que, ao mesmo tempo que o uso das células-tronco adultas diversificou as aplicações da engenharia de tecidos, estas trouxeram consigo gargalos tecnológicos principalmente relacionados a sua expansão em laboratório a um custo razoável e a sua maturação *in vitro*. Com isso, a ciência ainda precisa lidar com a necessidade de desenvolvimento de protocolos laboratoriais mais assertivos e de menor custo, além da ampliação dos ensaios clínicos para a correta avaliação da sua segurança e eficácia em longo prazo.

10.4 Qual biomaterial usar?

Como já abordado anteriormente, os arcabouços ou biomateriais compõem um dos três pilares da bioengenharia de tecidual e, assim como as células e os fatores de crescimento, contam com uma grande variedade de tipos para atender às diferentes necessidades e complexidades inerentes de cada sistema a que se deseja a sua aplicação. Dessa forma, a resposta para "qual biomaterial usar" depende do tipo de órgão ao qual ele será aplicado e da extensão da lesão a ser regenerada.

De forma geral, podemos definir biomaterial como qualquer matéria, superfície ou estrutura que interage com sistemas biológicos. Os biomateriais podem ser derivados da natureza ou sintetizados em laboratório usando componentes metálicos, polímeros, cerâmicas ou materiais compostos. Dispositivos médicos feitos de biomateriais são frequentemente usados para substituir ou auxiliar uma função natural. Exemplos incluem válvulas cardíacas, substituições de quadril e materiais utilizados regularmente na odontologia e cirurgias ortopédicas ou cardiovasculares.

O primeiro uso histórico de biomateriais remonta à Antiguidade, quando os antigos egípcios utilizavam suturas feitas de tendões animais. O campo moderno de biomateriais combina medicina, biologia, física e química, com influências mais recentes da engenharia de tecidos e ciência dos materiais.

Metais, cerâmicas, plásticos, vidro e até mesmo células vivas e tecidos podem ser usados na criação de um biomaterial. Eles podem ser reengenheirados em peças moldadas ou usinadas, revestimentos, fibras, filmes, espumas e tecidos para uso em produtos e dispositivos biomédicos. Estes podem incluir válvulas cardíacas, substituições de articulações do quadril, implantes dentários ou lentes de contato. Muitas vezes são biodegradáveis, e alguns são bioabsorvíveis, o que significa que são eliminados gradualmente do corpo após cumprir uma função.

Na prática médica atual, os biomateriais têm sido aplicados em:

- Implantes médicos, incluindo válvulas cardíacas, *stents* e enxertos; articulações artificiais, ligamentos e tendões; implantes para perda auditiva; implantes dentários; e dispositivos que estimulam nervos.

- Métodos para promover a cicatrização de tecidos humanos, incluindo suturas, clipes e grampos para fechamento de feridas, e curativos dissolúveis. Tecidos humanos regenerados, utilizando uma combinação de suportes ou estruturas de biomateriais, células e moléculas bioativas. Exemplos incluem um hidrogel para regeneração óssea e uma bexiga humana cultivada em laboratório.

- Sondas moleculares e nanopartículas que ultrapassam barreiras biológicas e auxiliam no diagnóstico e terapia do câncer em nível molecular.

- Biossensores para detectar a presença e quantidade de substâncias específicas e transmitir esses dados. Exemplos são dispositivos para monitoramento de glicose no sangue e sensores de atividade cerebral.

- Sistemas de liberação de medicamentos que transportam e/ou aplicam medicamentos a um alvo de doença. Exemplos incluem stents vasculares revestidos com medicamentos e pastilhas de quimioterapia implantáveis para pacientes com câncer.

Em todos esses, espera-se que os biomateriais empregados apresentem o que chamamos de biofuncionalidade. A biofuncionalidade se refere às propriedades físicas, mecânicas e moleculares que permitem que um biomaterial desempenhe a função desejada.

O arcabouço deve ser um dispositivo estrutural que além de definir a geometria do tecido substituído, forneça sinais para a promoção da regeneração tecidual. O maior desafio dessa estratégia é recriar espacialmente e temporalmente os eventos de diferenciação celular e de organogênese. Para estimular a diferenciação celular, os arcabouços devem carrear informações complexas, codificadas nas suas estruturas físicas e químicas.

É necessário que seja gerada uma estrutura que permita a sua integração quando transplantada, por meio do crescimento de vasos e nervos adjacentes, bem como de células progenitoras. Para que isso ocorra é necessário que o material seja biomimético, ou seja, que mimetize as condições biológicas do tecido a ser regenerado, de modo ofereça não só um suporte estrutural, como também trófico, por meio da utilização de moléculas sinais para essa e outras funções como informação topográfica e fisiológica.

Além de biofuncionais, é fundamental que sejam práticos de se reproduzir, moldáveis em diversos formatos, ter estabilidade dimensional e força mecânica e, não menos importante, esterilizável por métodos já comumente utilizados para dispositivos aplicados em medicina, tais como o método do óxido de etileno.

10.5 Que fatores usar?

O tipo de fator de crescimento a ser utilizado vai depender da aplicação da engenharia de tecidos desejada. Como já mencionado, nem sempre fatores de crescimento são usados, novas abordagens preveem o uso de ácidos nucleicos, embora tradicionalmente se use proteínas bioativas recombinantes. Vamos comentar a seguir alguns dos principais fatores de crescimento utilizados em protocolos de engenharia de tecidos.

1. **Fator de crescimento transformador-beta (TGF-β-):** é uma família de proteínas que desempenha um papel fundamental na regulação da proliferação e diferenciação celular, bem como na síntese de matriz extracelular. É amplamente utilizado na engenharia de tecidos para estimular a formação de tecidos específicos, como ossos e cartilagens.

2. Fator de crescimento derivado de plaquetas (PDGF – *platelet-derived growth factor*): é um fator de crescimento que promove a proliferação celular e a angiogênese. Ele é frequentemente utilizado na engenharia de tecidos para estimular a formação de novos vasos sanguíneos e para acelerar a cicatrização de feridas e lesões.

3. Fator de crescimento endotelial vascular (VEGF – *vascular endothelial growth factor*): é uma proteína que estimula a angiogênese, ou seja, a formação de novos vasos sanguíneos. Ele desempenha um papel crucial na vascularização dos tecidos e é amplamente utilizado em aplicações de engenharia de tecidos para promover a vascularização de tecidos regenerados.

4. Fator de crescimento de fibroblastos (FGF – *fibroblast growth factor*): é uma família de proteínas que regula a proliferação e a migração celular, bem como a formação de tecido conjuntivo. Ele é utilizado em engenharia de tecidos para promover a regeneração de tecidos danificados e a reparação de feridas.

5. Fator de crescimento do nervo (NGF – *nerve growth factor*): é um fator de crescimento essencial para o desenvolvimento e manutenção do sistema nervoso. Na engenharia de tecidos, o NGF é utilizado para promover o crescimento e a diferenciação de neurônios, bem como para regeneração nervosa em lesões.

6. Fator de crescimento insulínico (IGF – *insulin-like growth factor*): é uma família de proteínas que desempenham um papel fundamental na proliferação, diferenciação e sobrevivência celular. Ele é estruturalmente semelhante à insulina, daí o nome "*insulin-like*" (semelhante à insulina). O IGF é importante na engenharia de tecidos para promover a formação de tecidos, especialmente tecidos musculares, ósseos e cartilaginosos.

7. **Fator de crescimento de hepatócitos (HGF –** *hepatocyte growth factor*): é um fator de crescimento que desempenha um papel crítico na regeneração e reparação de tecidos, especialmente no fígado, atuando como um potente indutor de proliferação e migração celular, além de ter efeitos anti-inflamatórios. Além do fígado, o HGF também é importante na engenharia de tecidos para promover a formação de vasos sanguíneos e melhorar a cicatrização de feridas.

8. **Fator de crescimento epidérmico (EGF –** *epidermal growth factor*): é um fator de crescimento essencial para a proliferação e diferenciação de células epiteliais, especialmente células da pele e mucosas. Ele é responsável por estimular a regeneração e cicatrização de feridas em tecidos epiteliais, ajudando a manter a integridade do revestimento epitelial e promovendo a formação de novas células. O EGF é amplamente utilizado na engenharia de tecidos para promover a regeneração da pele, mucosas e outros tecidos epiteliais.

Como pode ser visto, esses fatores de crescimento desempenham papéis essenciais na regulação do crescimento e desenvolvimento celular, na proliferação, na diferenciação e na regeneração de tecidos. Eles são fundamentais para a engenharia de tecidos, pois podem ser utilizados para direcionar e controlar o comportamento das células em cultura, promover a formação de tecidos específicos e a regeneração de órgãos danificados ou lesionados. Entretanto, é importante destacar que esses fatores de crescimento podem ser aplicados isoladamente ou em combinação com outros fatores para criar ambientes específicos que favoreçam a formação de tecidos funcionais específicos. É importante, portanto, ajustar a combinação dos fatores de crescimento e a concentração deles de acordo com os requisitos de cada aplicação específica de engenharia de tecidos. De fato, o uso de diferentes fatores de crescimento recombinantes pode aumentar razoavelmente o custo dos protocolos de engenharia de tecidos tornando-os economicamente inviáveis.

Uma possível alternativa é o uso de fatores de crescimento naturais, presentes, por exemplo, nas plaquetas. Quando ativadas, as plaquetas não somente contribuem para a hemóstase, ou seja, interrupção do sangramento, mas também liberam uma série de fatores de crescimento como o TGFβ, FGF, PDGF, entre outros, a fim de já contribuir para o processo de reparo tecidual. Dessa forma, uma alternativa terapêutica que vem sendo muito estudada é a utilização de diversas formas de concentrados de plaquetas como fonte natural desses fatores de crescimento.

No plasma rico em plaquetas (PRP), as plaquetas normalmente se encontram aproximadamente 5x mais concentradas do que no sangue periférico, o que permite uma liberação de fatores de crescimento de 2 a 5x maior que no soro humano. Na engenharia de tecidos, o PRP pode ser utilizado em solução, na cultura de células por exemplo, induzindo a proliferação e diferenciação celular, ou associado a um biomaterial, de forma que o biomaterial possa liberar de maneira controlada os fatores ao longo do tempo. De fato, a liberação controlada de fatores é uma estratégia bastante utilizada na engenharia de tecidos, visando fornecer de maneira gradual e localizada os fatores de crescimento necessários para estimular a proliferação e diferenciação celular. Essa técnica envolve o encapsulamento dos fatores de crescimento em biomateriais, como hidrogéis ou microesferas, que atuam como sistemas de liberação. Os biomateriais protegem os fatores de crescimento do ambiente extracelular hostil, permitindo que sejam liberados de forma gradual e controlada. Isso promove uma resposta celular mais sustentada e eficiente, evitando picos de concentração que podem ser prejudiciais. Além disso, a liberação controlada possibilita a administração localizada, direcionando os fatores de crescimento apenas para as áreas desejadas de regeneração tecidual, mostrando-se, assim, essencial para promover a formação de tecidos tridimensionais funcionais e para o sucesso das terapias de engenharia de tecidos.

BOX 10.1 — BIOIMPRESSÃO 3D E 4D

A impressão 3D é uma tecnologia derivada da manufatura aditiva. A impressão de objetos 3D com alta precisão é alcançada por meio da adição sucessiva de camadas de um determinado material. Já a bioimpressão 3D foi desenvolvida com base nos princípios da impressão 3D. O seu prefixo "bio" traz consigo a ideia de incorporação de material biológico, ou seja, células vivas (Figura 10.1). O uso da bioimpressão 3D permite o controle espacial da deposição de células em três dimensões, permitindo a formação de estruturas 3D mais complexas quando comparadas aos protocolos com semeadura manual de células aos biomateriais. No caso da bioimpressão 3D, as células são usualmente impressas embebidas em um ou mais tipos de biomateriais do tipo hidrogéis. O resultado da combinação das células aos hidrogéis é conhecido como biotinta, em menção às impressoras de jato de tinta até hoje utilizadas. A biotinta é então adicionada aos "cartuchos" da bioimpressora, conhecidos como cabeçotes. Com o auxílio de softwares é possível gerar modelos 3D de certa complexidade e mimetismo a arquitetura 3D encontrada em tecidos e órgãos nativos. Depois de "bioimpresso", o construto 3D da engenharia de tecidos é mantido em condições de cultivo de células.

Com o objetivo de otimizar a maturação dos construtos após o processo de bioimpressão 3D, os pesquisadores estão desenvolvendo combinações de hidrogéis responsivos a estímulos externos, tais como mudanças de temperatura e pH. Com essa capacidade, a biotinta é agora um elemento dinâmico, capaz de acompanhar, por exemplo, as mudanças de morfologia das células que ocorrem durante o seu processo de maturação. Com isso é adicionada ao processo mais uma variável, o tempo, sendo, portanto, denominada de bioimpressão 4D.

Figura 10.1 - Esquema mostrando bioimpressora do tipo extrusora. Em maior aumento, observamos o conteúdo de um dos cabeçotes da bioimpressora, contendo uma combinação de hidrogéis e células, caracterizando um tipo de biotinta.

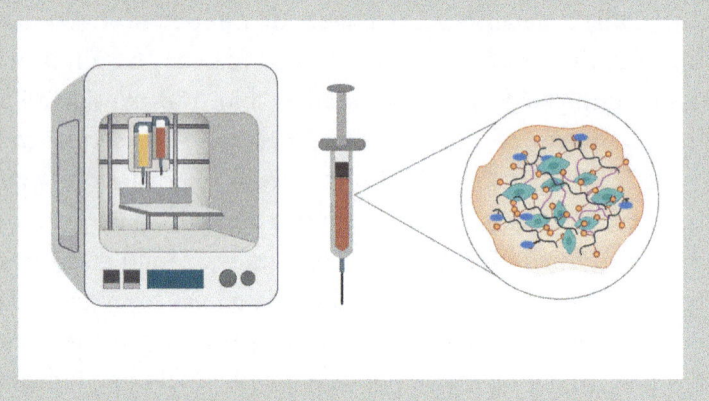

Fonte: ilustração de Lucas Carvalho Souto, 2024.

A ciência já documentou centenas de estratégias de bioimpressão desenvolvidas para diferentes tipos de tecidos tais como osso, cartilagem, pele, nervoso e vasos sanguíneos. A maioria das estratégias até hoje desenvolvidas utilizam células individualizadas embebidas em biotintas e com isso, surgem algumas limitações, sendo uma das mais importantes a baixa densidade celular quando comparados aos tecidos nativos. Uma proposta recente dos cientistas da área é a de utilizar os esferoides e organoides (Box 3.2) associados aos hidrogéis para compor uma biotinta com alta densidade e maturação celular para o tecido alvo da bioimpressão.

BOX 10.2 — NANOTECNOLOGIA EM ENGENHARIA DE TECIDOS

A nanotecnologia emergiu como uma ferramenta inovadora na engenharia de tecidos, revolucionando o cenário da medicina regenerativa. A integração de nanomateriais permite a manipulação precisa nos níveis celular e molecular, permitindo o desenvolvimento de estruturas, sistemas de administração de medicamentos e estruturas biomiméticas adaptadas para a regeneração de tecidos. Estudos recentes catalogados em bancos de dados renomados, como PubMed e ScienceDirect, mostram avanços em plataformas em nanoescala para terapias celulares direcionadas, liberação controlada de moléculas bioativas e engenharia de tecidos funcionais. Esses avanços são promissores na abordagem de desafios complexos no reparo e regeneração de tecidos, promovendo o potencial para estratégias personalizadas e eficientes em engenharia tecidual.

Abaixo, podemos observar alguns exemplos de aplicações:

Ossos: a nanotecnologia desempenha um papel fundamental na engenharia de tecidos ósseos, projetando estruturas de nanocompósitos que imitam a matriz extracelular. Esses *scaffolds*, compostos de materiais em nanoescala, como nanopartículas de hidroxiapatita e polímeros biocompatíveis, facilitam maior adesão, proliferação e diferenciação de células ósseas.

Córnea: na engenharia de tecidos da córnea, a nanotecnologia contribui com a fabricação de membranas nanofibrosas ou revestimentos que imitam a estrutura da córnea. Superfícies nanoestruturadas promovem a adesão e o crescimento celular, auxiliando na proliferação e regeneração das células da córnea utilizando óxido de grafeno, hidrogéis e zinco.

Cartilagem: as abordagens baseadas na nanotecnologia na regeneração da cartilagem envolvem o desenvolvimento de hidrogéis nanocompósitos ou estruturas de nanofibras que imitam a matriz nativa da cartilagem. Esses materiais têm propriedades mecânicas semelhantes às da cartilagem e fornecem um ambiente propício para o crescimento e diferenciação de células condrogênicas.

Coração: os avanços da nanotecnologia na engenharia de tecidos cardíacos abrangem patches ou estruturas de nanoengenharia que promovem a regeneração do tecido miocárdico após lesões ou infartos cardíacos. Nanomateriais como nanotubos de carbono ou nanopartículas incorporados a essas estruturas auxiliam na condução elétrica e na adesão celular, facilitando o reparo funcional dos tecidos.

Pele: a nanotecnologia tem um impacto significativo na engenharia de tecidos da pele, facilitando o desenvolvimento de curativos ou adesivos à base de nanofibras para cicatrização de feridas e regeneração da pele. Materiais nanoestruturados como nanopartículas de prata ou nanocelulose promovem atividade antimicrobiana e aceleram o fechamento de feridas, facilitando a migração e proliferação celular.

Essas aplicações aproveitam a precisão e versatilidade da nanotecnologia, mostrando o seu imenso potencial no avanço da bioengenharia de tecidos em diversos sistemas biológicos.

BOX 10.3 — O MERCADO GLOBAL DA ENGENHARIA DE TECIDOS

O mercado de engenharia de tecidos e bioengenharia está em crescimento constante, impulsionado pelo aumento da demanda por soluções médicas inovadoras, crescimento da indústria de biotecnologia e maior investimento em pesquisa e desenvolvimento nesse campo.

Algumas agências estimaram que o tamanho do mercado global de engenharia de tecidos em 2021 foi de aproximadamente 12 bilhões de dólares, podendo alcançar 30 bilhões de dólares em 2030. Entre as principais empresas a atuar nesse mercado, encontramos a Organovo, a Stryker Corporation, a Medtronic e a Integra LifeSciences. As *startups* também têm um papel crucial na expansão desse mercado atuando no desenvolvimento de novas tecnologias, em parceria com as instituições de ciência e tecnologia e universidades. Sua interação com a indústria acontece por meio do licenciamento de novas tecnologias ou ainda pela sua incorporação.

Como vimos ao longo deste livro, a tecnologia de engenharia de tecidos tem o potencial de revolucionar a medicina regenerativa, tratando lesões e doenças por meio da regeneração de tecidos e órgãos humanos. Espera-se que a engenharia de tecidos tenha um impacto significativo em várias áreas da medicina, incluindo a regeneração de órgãos, reparo de tecidos danificados e tratamentos personalizados para doenças crônicas. O crescimento do mercado também vem sendo influenciado por avanços em tecnologias de bioimpressão 3D e cultivo de células, bem como pela crescente aceitação de terapias regenerativas pelos mecanismos e agências regulatórias.

BOX 10.4 — OS ASPECTOS REGULATÓRIOS

Embora a engenharia tecidual ofereça atualmente uma grande variedade de alternativas de aplicações para os diferentes tecidos humanos, a maior parte delas ainda esbarra no chamado "Vale da Morte" existente entre a pesquisa básica e clínica e a efetiva aplicação em medicina regenerativa em cirurgias. O principal motivo dessa discrepância é que a preocupação com o atendimento a requisitos legais para registros de produtos para aplicações em humanos nem sempre se dá desde os testes iniciais dos biomateriais propostos para uma determinada aplicação. No Brasil, as Resoluções de Diretoria Colegiada nº 505 e nº 506, da Anvisa, classificam os biomateriais como Produtos de Terapia Avançada e dispõem sobre o registro desses produtos e sobre as regras para a realização de ensaios clínicos com produto de terapia avançada (PTA) investigacional.

Em 2020, a Rede Nacional de Especialistas em Terapias Avançadas, projeto da Anvisa, publicou um documento listando 41 produtos de terapia avançada com registro para comercialização no mundo, e 253 ensaios clínicos. 78% deles relacionados a terapia celular e engenharia tecidual, demonstrando a demanda por esse tipo de terapia em todo o mundo. Os dados foram compilados a partir de informações coletadas das principais autoridades regulatórias do mundo: Anvisa (Brasil), CDSCO (Índia), EMA (União Europeia), FDA (EUA), HC (Canadá), MFDS (Coreia do Sul), NMPA (China), PMDA (Japão) e TGA (Austrália), além da Alliance for Regenerative Medicine (ARM) e International Society for Cell and Gene Therapy (ISCT), organizações não governamentais que publicam dados sobre PTA já disponíveis no mercado mundial.

Os documentos publicados relacionados a esses produtos, de diferentes agências reguladoras, estão disponíveis em:

https://www.reneta.org.br/_files/ugd/92716b_1460bdc1e1da4d 56813cb91f27c853d9.pdf.

AGRADECIMENTOS

Os autores agradecem a Lucas Souto pelas ilustrações e tratamento das imagens.

Agradecemos à Universidade Católica de Petrópolis por gentilmente nos ceder o seu acervo de histologia para a obtenção das imagens que ilustram todos os capítulos, em especial à prof. Dra. Camila Brand de Carvalho, pela seleção das lâminas, e à prof. Dra. Adriana de Oliveira Afonso, que prontamente nos atendeu e tornou possível essa ação integrada.

REFERÊNCIAS BIBLIOGRÁFICAS

AITSEBAOMO, Julius; PORTBURY, Andrea L.; SCHISLER Jonathan C. *et al.* Brothers and sisters: moleculares insights into arterial-venous heterogeneity. *Circulation Research*, n. 9, p. 929-39, 2008.

ALBELDA, Steven M. CAR T cell therapy for patients with solid tumours: key lessons to learn and unlearn, Nature reviews. *Clinical Oncology*, online ahead of print, 2023.

ALMEIDA, Glória Dulce Soares; GRANJEIRO, José Mauro. *Biomateriais em odontologia*: princípios, métodos investigativos e aplicações. 1. ed. São Paulo: VM Cultural Editora, 2011.

BAPTISTA, Leandra Santos. Adipose stromal/stem cells in regenerative medicine: potentials and limitations. *World Journal of Stem Cells*, n. 1, p. 1-7, 2020.

BAPTISTA, Leandra Santos; SILVA, Karina Ribeiro; BOROJEVIC, Radovan. Obesity and weight loss could alter the properties of adipose stem cells? *World Journal of Stem Cells*, n. 1, p. 165-173, 2015.

BARUI, Srimanta; GHOSH, Debolina; LAURENCIN, Cato T. Osteochondral regenerative engineering: challenges, state-of-the-art and translational perspectives. *Regenerative Biomaterials*, n. 10, p-rbac109, 2023.

BERENDSEN, Agnes D; OLSEN, Bjorn R. Bone development. *Bone*, 80, p. 14-18, 2015.

BLANCO-FERNÁNDEZ, Barbara; CASTAÑO, Oscar; MATEOS-TIMONEDA, Miguel Angel *et al.* Nanotechnology approaches in chronic wound healing. *Advances in Wound Care*, n. 5, p. 234-256, 2021.

BOIVIN, Georges; BALA, Yohann; DOUBLIER, Audrey *et al.* The role of mineralization and organic matrix in the microhardness of bone tissue from controls and osteoporotic patients. *Bone*, n. 3, p. 532-538, 2008.

BUCKWALTER, JA; GLIMCHER, MJ; COOPER, RR *et al.* Bone biology. I: structure, blood supply, cells, matrix, and mineralization. *Instructional Course Lectures*, 45 p. 371-386, 1996.

CAPES. *Normas regulatórias da ANVISA.* Disponível em: https://anvisalegis.datalegis.net/action/ActionDatalegis. php?acao=categorias&cod_modulo=310&menuOpen=true. Acesso em: 5 dez. 2024.

CAPES. *Noções Básicas de Técnicas histológicas.* Disponível em: http://educapes.capes.gov.br/handle/capes/597475. Acesso em: 5 dez. 2024.

CAPUTO, Luzia Fátima Gonçalves; GITIRANA Lycia de Brito; MANSO, Pedro Paulo de Abreu. *Técnicas histológicas*, cap. 3, Fiocruz. Disponível em: https://www.epsjv.fiocruz.br/sites/default/files/capitulo_3_vol2.pdf. Acesso em: 5 dez. 2024.

CHOUDHURY, Subholakshmi; DAS, Amitava. Advances in generation of three-dimensional skin equivalents: pre-clinical studies to clinical therapies. *Cytotherapy*, n. 1, p. 1-9, 2021.

CLARKE, Barte. Normal bone anatomy and physiology. *Clinical Journal of the American Society of Nephrology*, 3(Supplement 3), S131-S139, 2008.

CONFORTI, Laura; GILLEY, Jonathan; COLEMAN, Michael P. Wallerian degeneration: an emerging axon death pathway linking injury and disease. Nature Reviews. *Neuroscience*, n. 6, p. 394-409, 2014.

COWAN, Paul T; KAHAI, Preet. Anatomy. *Bones. StatPearls Publishing*, 2023. Disponível em: https://pubmed.ncbi.nlm.nih.gov/30725884/.

CUNNINGHAM, K. S.; VEINOT, J. P.; BUTANY, J. An approach to endomyocardial biopsy interpretation. *Journal of Clinical Pathology*, n. 2, p. 121-129, 2006.

DORIGAN NETO, Abel. Caderno de Referência 3: *Técnicas de Histopatologia*. Brasília: Ministério da Saúde; Rio de Janeiro: CEPESC, 2012. p. 94 (Coleção Cadernos de Referência; 3) ISBN 978-85-324-0035-2.

ELBIALY, Zizy I; ATIBA, Ayman; ABDELNABY, Aml *et al*. Collagen extract obtained from Nile tilapia (Oreochromis niloticus L.) skin accelerates wound healing in rat model via up regulating VEGF, bFGF, and α-SMA genes expression. *BMC Veterinary Research*, n. 352, 2020.

ESMAEILI, Hamid; PATINO-GUERRERO, Alejandra; HASANY, Masoud *et al*. Electroconductive biomaterials for cardiac tissue engineering. *Acta Biomaterialia*, n. 139, p. 118-140, 2022.

EXETER, Dan; CONNELL, David. Skeletal muscle: functional anatomy and pathophysiology. *Seminars in Musculoskeletal Radiology*, n. 2, p. 97-105, 2010.

FAKHRY, Maya; HAMADE, Eva; BADRAN, Bassam *et al*. Molecular mechanisms of mesenchymal stem cell differentiation towards osteoblasts. *World Journal of Stem Cells*, n. 4, p. 136-148, 2013.

FATTAHI, Roya; MOHEBICHAMKHORAMI, Fariba; TAGHIPOUR, Niloofar *et al.* The effect of extracellular matrix remodeling on material-based strategies for bone regeneration: Review article. *Tissue Cell*, 76:101748, 2022.

FLORENCIO-SILVA, Rinaldo; DA SILVA, Gisela Rodrigues; SASSO-CERRI, Estela. Biology of bone tissue: structure, function, and factors that influence bone cells. *BioMed Research International*, p. 1-17, 2015.

FRANCIS, Sam L.; DI BELLA, Claudia; WALLACE, Gordon G. *et al.* Cartilage Tissue engineering using stem cells and bioprinting technology-barriers to clinical translation. *Frontiers in Surgery*, n. 5, p. 70, 2018.

FRIEDENSTEIN, Alexander J; PIATETZKY-SHAPIRO, II; PETRAKOVA, KV. Osteogenesis in transplants of bone marrow cells, *Journal of Embryology and Experimental Morphology*, n. 3, p. 381-390, 1966.

FRONTERA, Walter R; OCHALA, Julien. Skeletal muscle: a brief review of structure and function. *Calcified Tissue International*, n. 3, p. 183-195, 2015.

GALEA, Gabriel L; ZEIN, Mohamed R; ALLEN, Steven *et al.* Making and shaping endochondral and intramembranous bones. *Developmental Dynamics*, n. 3, p. 414-449, 2021.

GOLDRING, Mary B. Chondrogenesis, chondrocyte differentiation, and articular cartilage metabolism in health and osteoarthritis. *Therapeutic Advances in Musculoskeletal Disease*, n. 4, p. 269-285, 2012.

GOODARZI, Parisa; FALAHZADEH, Khadijeh; NEMATIZADEH, Mehran *et al.* Tissue engineered skin substitutes. *Advances in Experimental Medicine and Biology*, n. 1107, p. 143-188, 2018.

HARASH, George; RICHARDSON, Kenneth C; ALSHAMY, Zaher *et al.* Heart ventricular histology and microvasculature together with aortic histology and elastic lamellar structure: a comparison of a novel dual-purpose to a broiler chicken line. *PLOS ONE*, n. 3, p. e0214158, 2019.

HAYDONT, Valérie; NEIVEYANS, Véronique; PEREZ, Philippe *et al.* Fibroblasts from the human skin dermo-hypodermal junction are distinct from dermal papillary and reticular fibroblasts and from mesenchymal stem cells and exhibit a specific molecular profile related to extracellular matrix organization and modeling. *Cells*, n. 2, p. 368, 2020.

JIANG, Yuhui; TANG, Xiaoxuan; LI, Tao *et al.* The success of biomaterial-based tissue engineering strategies for peripheral nerve regeneration. *Frontiers in Bioengineering and Biotechnology*, n. 10, p. 1039777, 2022.

JONES, Ian A; TOGASHI, Ryan; WILSON, Melissa L *et al.* Intra--articular treatment options for knee osteoarthritis. *Nature Reviews. Rheumatology.* n. 2, p. 77-90, 2019.

JUNQUEIRA, Luiz Carlos; CARNEIRO, José. *Histologia básica*: texto e atlas. 14. ed. Rio de Janeiro: Guanabara Koogan, 2023.

KUMAR, Sandeep; NEHRA, Monika; KEDIA, Deepak *et al.* Nanotechnology-based biomaterials for orthopaedic applications: Recent advances and future prospects. *Materials Science and Engineering*: C, p. 110154, 2019.

LANGER, Robert; VACANTI, Joseph P. Tissue engineering. *Science*, n. 5110, p. 920-926, 1993.

LEIVA-CEPAS, Fernando; JIMENA, Ignacio; RUZ-CARACUEL, Ignacio *et al.* Histology of skeletal muscle reconstructed by means of the implantation of autologous adipose tissue: an experimental study. *Histology and Histopathology*, n. 5, p. 457-474, 2020.

LIMA-JUNIOR, Edmar Maciel; MORAES FILHO, Manoel Odorico de; COSTA, Bruno Almeida *et al.* Innovative treatment using tilapia skin as a xenograft for partial thickness burns after a gunpowder explosion. *Journal of Surgical Case Reports*, n. 6, p. rjz181, 2019.

LOPES, Diana; MARTINS-CRUZ, Cláudia; OLIVEIRA, Mariana B *et al.* Bone physiology as inspiration for tissue regenerative therapies. *Biomaterials*, 185, p. 240-275, 2018.

MARIN, Elia; BOSCHETTO, Francesco; PEZZOTTI, Giuseppe. Biomaterials and biocompatibility: an historical overview. *Journal of Biomedical Materials Research Part A*, n. 8, p. 1617-1633, 2020.

MARKS JR, Sandy C; POPOFF, Steven N. Bone cell biology: the regulation of development, structure, and function in the skeleton. *American Journal of Anatomy*, n. 1, p. 1-44, 1988.

MCGRATH, Kathleen E; FRAME, Jenna M; PALIS, James. Early hematopoiesis and macrophage development. *Seminars in Immunology*, n. 6, p. 379–387, 2015.

MIAO, Shida; CUI, Haitao; ESWORTHY, Timothy *et al.* 4D Self-morphing culture substrate for modulating cell differentiation. *Advanced Science*, n. 6, p. 1902403, 2020.

MINISTÉRIO DA SAÚDE. *Caderno de Referência 3: Técnicas de Histopatologia*/Abel Dorigan Neto – Brasília: Ministério da Saúde; Rio de Janeiro: CEPESC, 2012. p. 94. Coleção Cadernos de Referência; ISBN 978-85-324-0035-2.

MISTRY, Hema; CONNOCK, Martin; PINK, Joshua *et al.* Autologous chondrocyte implantation in the knee: systematic review and economic evaluation. *Health Technology Assessment.* n. 6, p. 1-294, 2017.

MITCHELL, RN; SCHOEN, FJ. Vasos sanguíneos. Robbins e Cotran. *Bases patológicas das doenças.* 8. ed., 2010, p. 495-536.

MUSUMECI, Giuseppe. Past, present and future: overview on histology and histopathology. *Journal of Histology & Histopathology*, n. 5, 2014.

NYMAN, Jeffry S; MAKOWSKI, Alexander J. The contribution of the extracellular matrix to the fracture resistance of bone. *Current Osteoporosis Reports*, n. 2, p. 169-177, 2012.

O'BRIEN, Fergal J. Biomaterials & scaffolds for tissue engineering. *Materials Today*, n. 3, p. 88-95, 2011.

PAWLINA, Wojciech. *Ross histologia – texto e atlas*: em correlação com biologia celular e molecular. 8. ed. Rio de Janeiro: Guanabara Koogan, 2021.

PERCIVAL, Christopher J; RICHTSMEIER, Joan T. Angiogenesis and intramembranous osteogenesis. *Developmental Dynamics*, n. 8, p. 909-922, 2013.

QIAO, Kai; XU, Lu; TANG, Junnan *et al.* The advances in nanomedicine for bone and cartilage repair. *Journal of Nanobiotechnology*, n. 1, p. 141, 2022.

RAHMANY, Maria B; VAN DYKE, Mark. Biomimetic approaches to modulate cellular adhesion in biomaterials: A review, Acta Biomaterialia, n. 3, p. 5431–5437, 2013.

REBOWE, Ryan; ROGERS, Ashley; YANG, Xuebin *et al.* Nerve repair with nerve conduits: problems, solutions, and future directions. *Journal of Hand and Microsurgery*, n. 2, p. 61-65, 2018.

REN, Xiaochen; ZHAO, Moyuan; LASH, Blake *et al.* Growth Factor engineering strategies for regenerative medicine applications. *Frontiers in Bioengineering and Biotechnology*, n. 7, p. 469, 2020.

RISAU W. Mechanisms of angiogenesis. *Nature*. n. 6 26, p. 671-674,1997.

ROCHA, Susana F; ADAMS, Ralf H. Molecular differentiation and specialization of vascular beds. *Angiogenesis*. n. 2, p. 139-47, 2009.

ROGERS, Zachary J; ZEEVI, Michael P; KOPPES, Ryan *et al.* Electroconductive hydrogels for tissue engineering: current status and future perspectives. *Bioelectricity*. n. 3, p. 279-292, 2020.

SACCHETTI, Benedetto; FUNARI, Alessia; MICHIENZI, Stefano. Self-renewing osteoprogenitors in bone marrow sinusoids can organize a hematopoietic microenvironment, *Cell*, n. 2, p. 324-336, 2007.

SAUL, Dominik; KHOSLA, Sundeep. Fracture healing in the setting of endocrine diseases, aging, and cellular senescence. *Endocrine Reviews*, n. 6, p. 984-1002, 2022.

SCHIAFFINO, Stefano; REGGIANI, Carlo. Fiber Types in Mammalian Skeletal Muscles. Physiological Reviews, n.4, p.1447--1531, 2011.

SIKORSKI, Pawel. Electroconductive scaffolds for tissue engineering applications. *Biomaterials Science*. n. 20, p. 5583-5588, 2020.

SILVA, Karina Ribeiro; BAPTISTA, Leandra Santos. Adipose--derived stromal/stem cells from different adipose depots in obesity development. *World Journal of Stem Cells*, n. 3, p. 147-166, 2019.

SOLEIMANI, Mohammad; EBRAHIMI, Zohreh; EBRAHIMI, Kosar Sadat *et al.* Application of biomaterials and nanotechnology in corneal tissue engineering. *The Journal of International Medical Research*, n. 7, p. 3000605231190473, 2023.

SUN Qi, LEE Wendy, HU Hai, *et al.* Dedifferentiation maintains melanocyte stem cells in a dynamic niche. *Nature,* n. 7958, p. 774-782, 2023.

SUPRA, Rajiv; AGRAWAL, Devendra K. Peripheral nerve regeneration: opportunities and challenges. *Journal of Spine Research and Surgery*. n. 1, p. 10-18, 2023.

TAKAHASHI, Kazutoshi; YAMANAKA, Shinya. Induction of pluripotent stem cells from mouse embryonic and adult fibroblast cultures by defined factors. *Cell*, n. 4, p. 663-676, 2006.

TITFORD, Michael. A short history of histopathology technique. *The Journal of Histotechnology*, n. 2, p. 99-110, 2006.

WEISS, Leon. The hematopoietic microenvironment of the bone marrow: an ultrastructural study of the stroma in rats. *The Anatomical Record*, n. 2, p. 161-184, 1976.

XU, Haiyan; BARNES, Glenn T; YANG, Qing *et al.* Chronic inflammation in fat plays a crucial role in the development of obesity-related insulin resistance, *Journal of Clinical Investigation*, n. 12, p. 1821-1830, 2003.

YU, Le; WEI, Mei. Biomineralization of collagen-based materials for hard tissue repair. *International Journal of Molecular Sciences*, n. 2, p. 944, 2021.

ZHAO, Xinyu; MOORE, Darcie. Neural stem cells: developmental mechanisms and disease modeling. *Cell Tissue Research*, n. 1, p. 1-6, 2018.

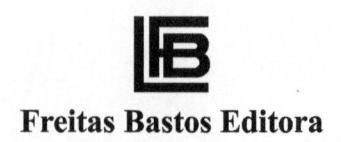

Freitas Bastos Editora